Yoga Quickies

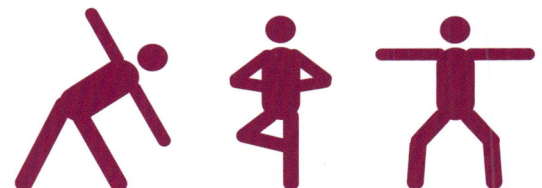

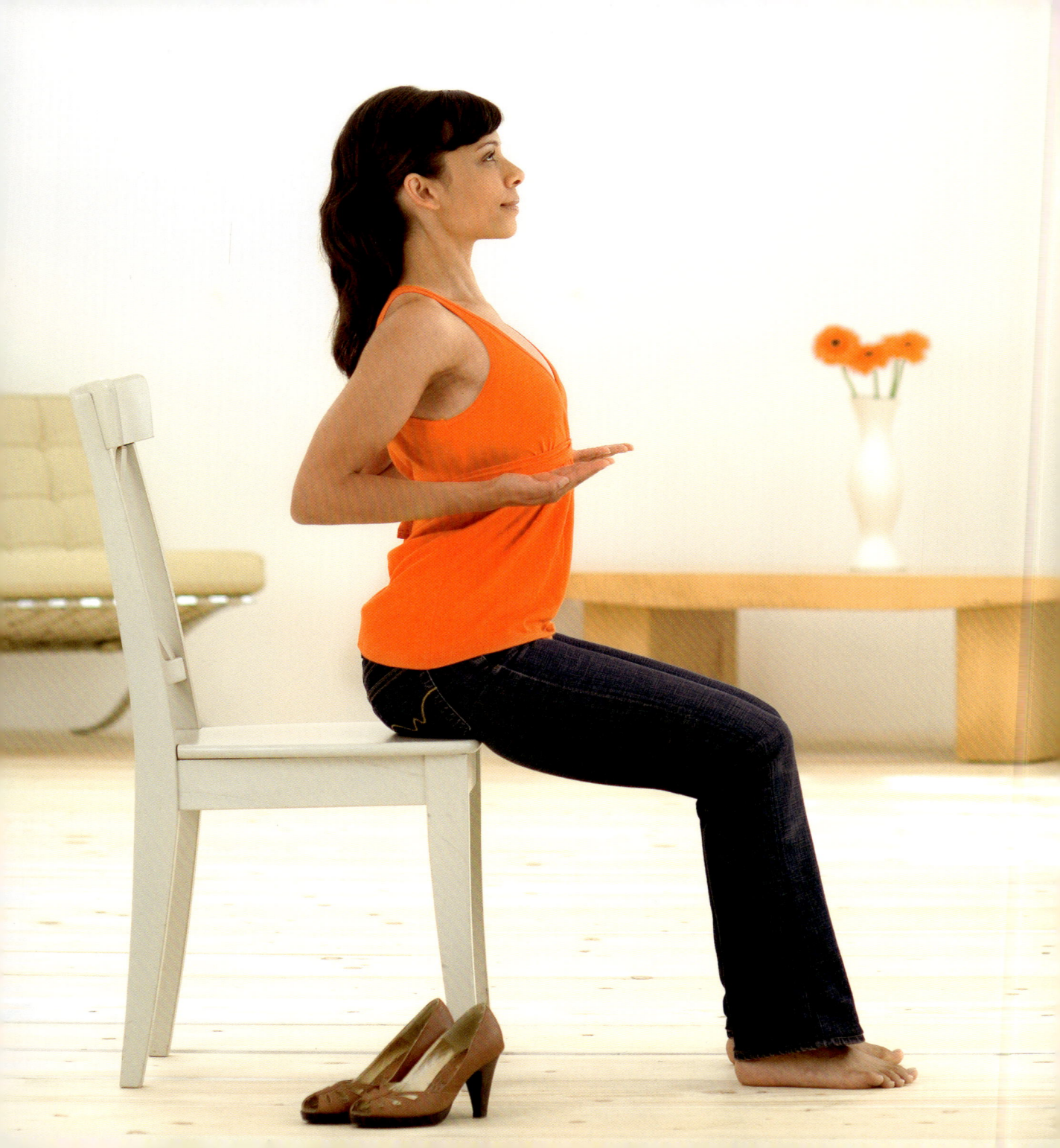

AMIENA ZYLLA / WOLFGANG MIESSNER

Yoga Quickies

Kurze Übungen für den Alltag

Inhalt

Yoga-Quickies: Bereichern Sie Ihr Leben 8

Los gehts! Die besten Yoga-Quickies 18

Yoga-Quickies einmal anders 82

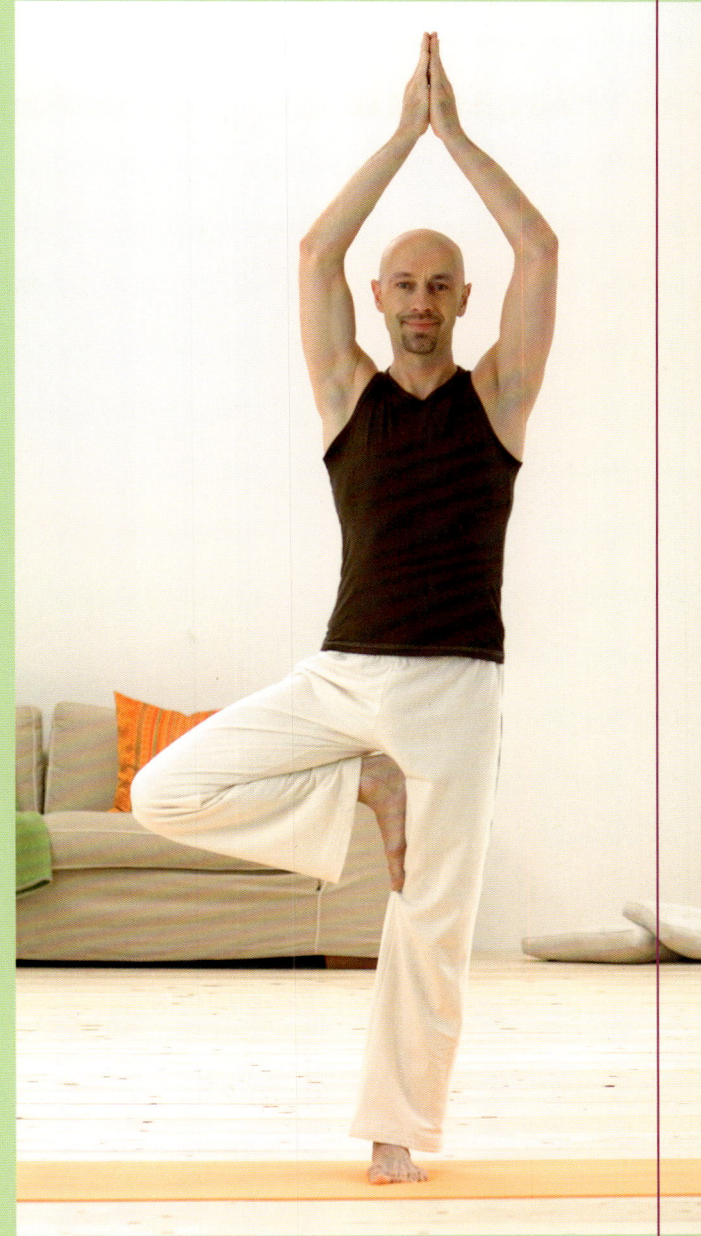

Gedanken zum Buch

Die heutige Zeit ist geprägt von Schnelligkeit, Hektik und Stress. Alles muss unmittelbar geschehen und reibungslos funktionieren. Mal kurz etwas essen, mal schnell etwas besorgen und – ach ja, hier passt auch noch ein kurzes Meeting hinein. Jede Minute ist verplant und sogar in der Freizeit drängen die Termine mit Freunden oder der private Bürokram sitzt einem zur Erledigung im Nacken. Doch Stress und Hektik machen den Körper langfristig krank. Und dann dies – ein Buch mit dem Titel »Yoga-Quickies«. Das hört sich an wie »Mal schnell Yoga machen«. Doch verstehen Sie diesen Titel nicht falsch. Wir beabsichtigen keinesfalls, Ihnen zu zeigen, wie Sie »auf die Schnelle« Yoga machen können, sondern erklären Ihnen, dass Yoga einen sinnvollen Beitrag zu Ihrem Leben leisten kann, mit dem Sie sich wohler fühlen und gesund bleiben. Wir wollen Ihnen zeigen, dass Yoga nicht aufwendig sein muss und dass Yoga immer und überall praktiziert, geübt, integriert werden kann. Sind Sie jetzt erstaunt? Es stimmt, Yoga ist immer und überall möglich, er ist allgegenwärtig. Man muss nur wissen, wie das funktioniert. Üblicherweise packt man zu Hause seine Yogasachen zusammen, macht sich auf den Weg in ein Yogastudio und muss sich hierbei an feste Kurszeiten halten. Im Studio angekommen zieht man sich um, betritt den Kursraum und übt mit anderen Teilnehmern und einem Lehrer für 60 oder 90 Minuten verschiedene Asanas (Yogaübungen). Anschließend wieder umziehen, nach Hause fahren und vielleicht noch duschen. Insgesamt dauert das locker zwei bis drei Stunden. Für viele Yogainteressierte, die gerne regelmäßig üben würden, ist dies schlichtweg zu aufwendig, es fehlt einfach die Zeit dafür. Das Buch »Yoga-Quickies« zeigt die Lösung für dieses fast schon normale und weit verbreitete Problem. Hier finden Sie kleine Übungen, die den Alltag begleiten, ohne ihn zu behindern. Nicht Schnelligkeit ist die Devise, sondern Bewusstheit und Achtsamkeit. Und da genügen bereits zwei oder drei Übungen über den Tag verteilt, um die besonderen Wirkungen zu erzielen. Nicht »höher, schneller, weiter« ist das Prinzip, sondern »weniger ist mehr« lautet unser Motto. Oder anders: Es ist wesentlich besser, täglich einige wenige Übungen aufmerksam durchzuführen, als alle zwei Wochen zwei Stunden am Stück zu üben.

Seien Sie gespannt, es funktioniert wirklich!

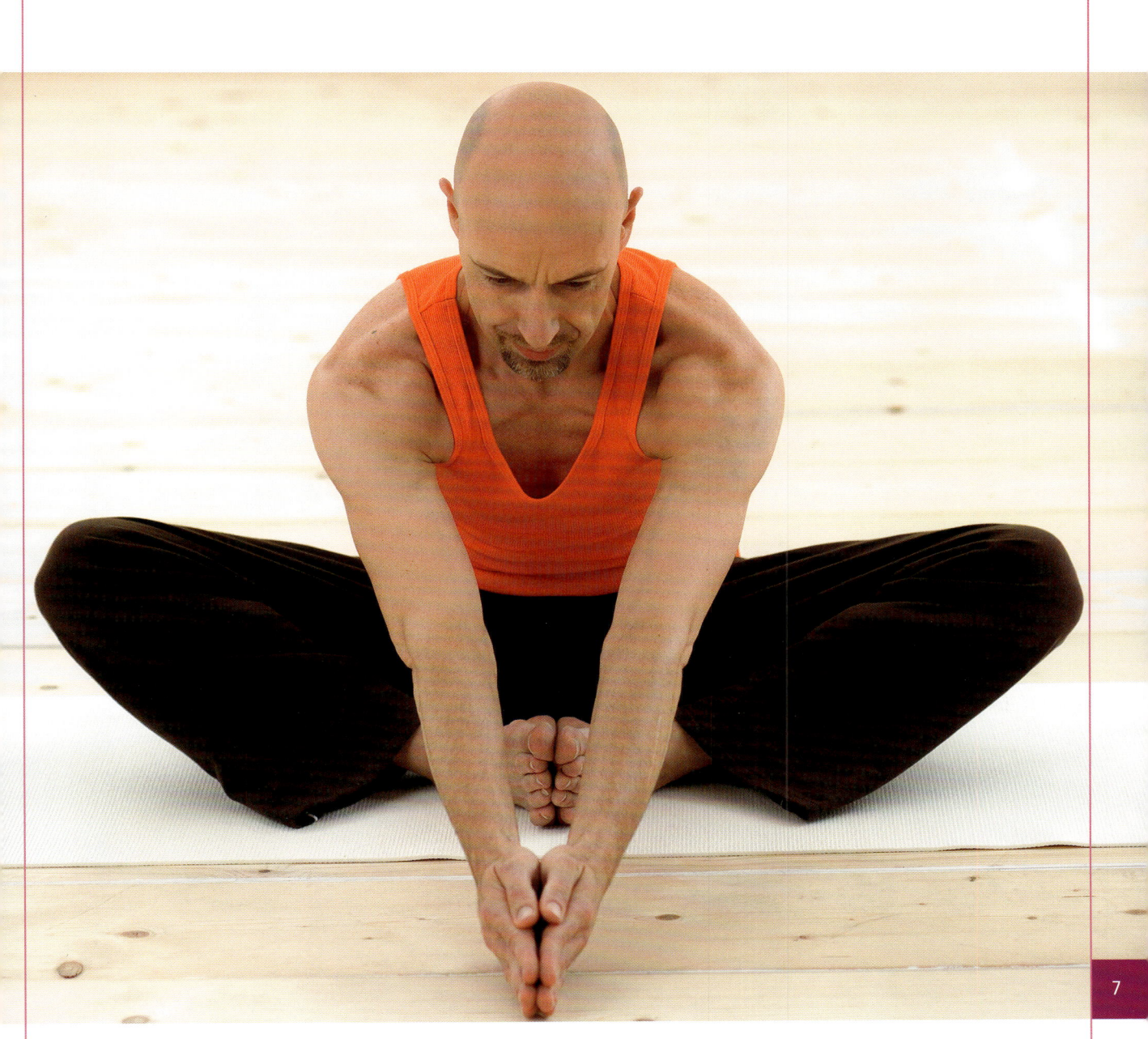

Yoga-Quickies: Bereichern Sie Ihr Leben

8

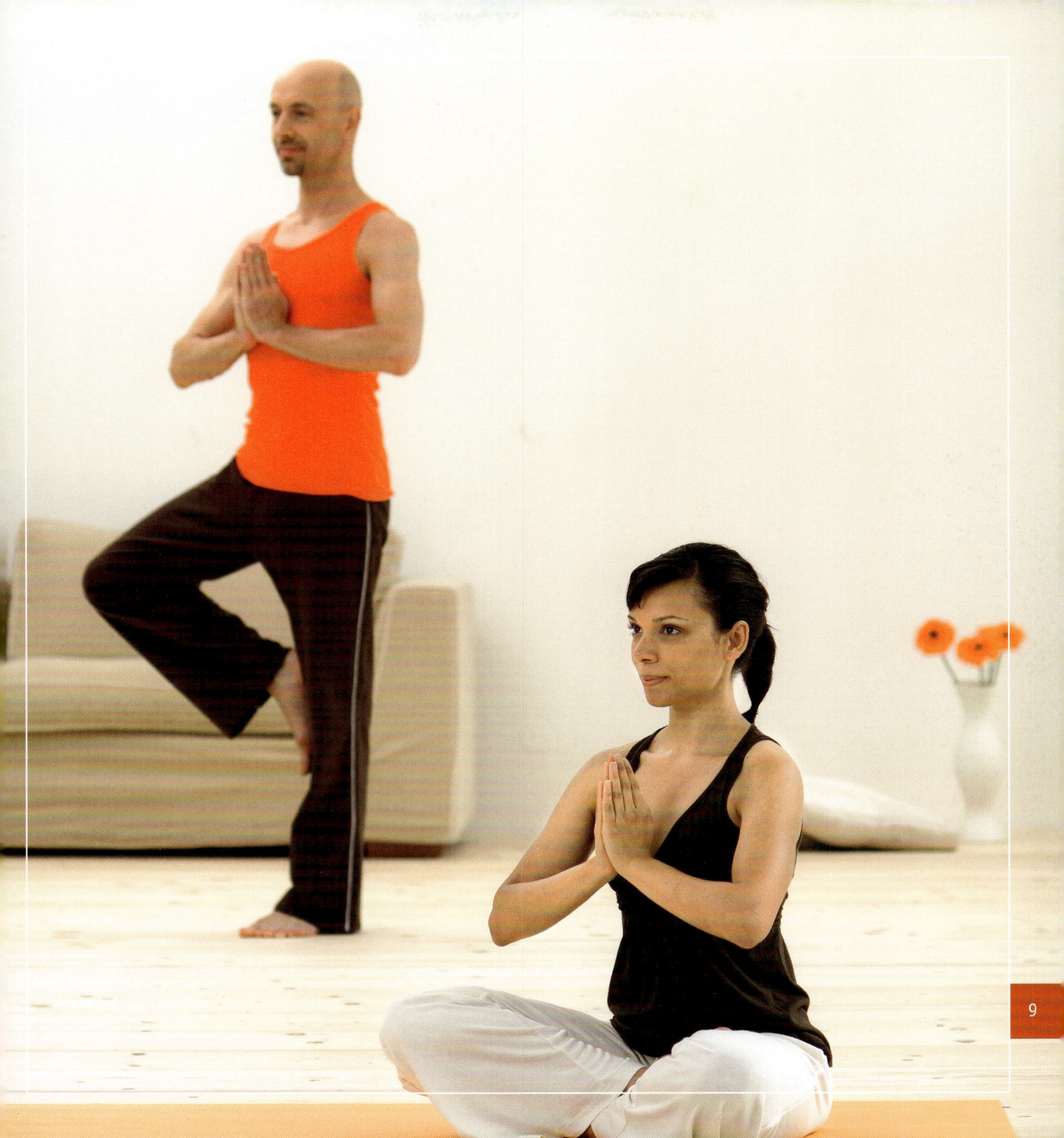

Das ist Yoga

Yoga wird von den meisten Menschen im Westen wie im Osten mit den Körperübungen (Asanas) in Verbindung gesetzt. Wöchentlich findet man genügend Artikel in den gängigen Wellness-Magazinen, die über Yoga berichten und verschiedene Übungen gegen Kopf- und Rückenschmerzen oder für eine bessere Figur vorstellen. Sogar in Indien boomt Yoga wie nie zuvor und derzeit wird dort das weltweit größte Yogazentrum erbaut, das bereits in der Entstehungsphase Touristen wie Einheimische mit großen Augen staunen lässt. Sicherlich stimmt es, dass es etliche »körperliche« Übungen im Yoga gibt, die umfassend unsere Gesundheit erhalten und verbessern sollen – ja, sie sind sogar ein wichtiger und unverzichtbarer Teil von Yoga und auch Mittelpunkt dieses Buches –, aber es gibt da noch ein bisschen mehr …

EIN GANZHEITLICHER WEG

Yoga ist eine der ältesten Lehren vom Leben und ein ganzheitlicher Übungsweg, der den Menschen auf mehreren seiner Ebenen anspricht. Er, der Yoga, steht für eine Fülle von unterschiedlichsten, nicht nur gymnastisch orientierten Übungen, die letztendlich alle ein gemeinsames Ziel haben: Körper, Atem und Geist zu verbinden, zu harmonisieren. Deshalb bedeutet Yoga im übertragenen Sinne auch »Vereinigung«.

Mehr Gesundheit und innere Ruhe

Bei den meisten Menschen sind diese drei Ebenen weniger gut vereint und sie können dadurch ihre körperlichen und geistigen Fähigkeiten nicht voll ausschöpfen. Mehr noch – durch die weit verbreitete »Zivilisationsträgheit« erschlafft oder verspannt die Muskulatur, die Organe arbeiten nur begrenzt, die Atmung ist schwach und der Geist zerstreut. Der Körper steckt voller giftiger Ablagerungen, man ist müde und ausgelaugt, im schlimmsten Fall wird man krank. Der Lärm der Umwelt und die immense Schnelligkeit um uns herum, die uns täglich wie ein Sog erfasst, tun ihr Restliches dazu. Mit Yoga kann man diesen Teufelskreis endlich durchbrechen und den Organismus physisch und psychisch wieder ins Gleichgewicht bringen. Man erreicht umfassende Gesundheit, innere Ruhe und Zufriedenheit.

Jetzt ist die beste Zeit, um anzufangen

Gerne neigen wir dazu, einiges immer auf den nächsten Tag zu verschieben. Häufig sind dies

Dinge, die uns, wenn sie einmal erledigt sind oder in Angriff genommen werden, Erleichterung schaffen bzw. uns guttun würden. In Bezug auf Ihr Selbst wäre es tatsächlich am besten, wenn Sie vorausschauend handeln und nicht erst dann, wenn bereits körperliche oder geistige Defizite wahrnehmbar sind. Yoga zeigt uns etliche Möglichkeiten und aktive Maßnahmen, um gesund zu bleiben und Beschwerden zu vermeiden. Fangen Sie noch heute mit Ihrer ersten Übung an! Welcher Tag eignet sich besser?

Was die alten Yogaschriften sagen

Leid, das noch bevorsteht,
kann vermieden werden.
(Yoga-Sutra II, 16)

Yoga wirkt auf den Körper

Die Körperübungen im Yoga kräftigen Muskeln, Sehnen und Bänder, machen uns insgesamt beweglicher und stabilisieren vor allem auch die Wirbelsäule. Viele Übungen haben positiven Einfluss auf den Bauchraum und die inneren Organe, wodurch die Verdauung reguliert und die Entgiftung des Körpers angeregt wird. Wenn unser Organismus wieder richtig arbeitet, dann sind wir auch besser gewappnet gegen Erkältungskrankheiten oder an-

dere banale Infekte. Die speziellen Atemübungen wirken auf Körper und Geist gleichermaßen. Die Atmung im Alltag wird verbessert und wir führen unserem Körper automatisch mehr Sauerstoff zu, was uns weniger schnell müde werden und länger konzentriert arbeiten lässt.

Yoga wirkt auf den Geist

Über die Übungen finden Sie direkten Zugang zu Ihrem Körper, er wird Ihnen bewusster, Sie spüren ihn, Sie lernen ihn mit seinen Stärken und Schwächen neu kennen. Dies führt dazu, dass Sie auch im Alltag Ihre Stärken bewusst und dennoch behutsam einsetzen und Ihre Schwächen akzeptieren und gezielt an ihnen arbeiten. Dadurch steigt auch das Selbstvertrauen. Atem- und Entspannungsübungen helfen Stress abzubauen, was wiederum Krankheiten verhindern und den Schlaf verbessern kann. Die Konzentration bei jeder Übung führt Sie zu tiefer innerer Ruhe und stärkt die Konzentrationsfähigkeit für einen langen und häufig anstrengenden Alltag. Auf diese Weise nehmen Sie die positiven Veränderungen, die Ihnen Yoga bei regelmäßiger Praxis verschafft, bewusst wahr. Diese spürbaren Fortschritte stärken Ihr Selbstbewusstsein, ihr Durchhaltevermögen und Ihre Willenskraft. Insgesamt erlangen Sie ein völlig neues und positives Lebensgefühl.

Die Verbindung

Zum Zweck der vorher erwähnten Verbindung von Körper, Atem und Geist sowie zur Erhaltung der Gesundheit hat der sogenannte Hatha-Yoga (»Yoga der Anstrengung«) viele unterschiedliche Körper- (Asanas), Atem- (Pranayamas) und Entspannungs- bzw. Meditationsübungen hervorgebracht. Um ganzheitlich erfolgreich zu üben, ist es vorteilhaft, von allem etwas zu nehmen und sich nicht ausschließlich auf die Asanas zu konzentrieren. Bestimmt essen Sie auch nicht über Monate hinweg den ganzen Tag nur Kartoffeln, sondern achten auf eine abwechslungsreiche und ausgewogene Ernährung und eine ausreichende Flüssigkeitszufuhr, um den Körper gesund und fit zu halten.

Die Beständigkeit

Wenn man Schmerzen hat, dann geht man gewöhnlich zum Arzt und erwartet schnell eine Besserung. Yoga wirkt anders, nämlich ohne chemische Pillen, die das Gleichgewicht des Körpers häufig mehr durcheinander- als in Balance bringen. Voraussetzung für den Erfolg des Yogatrainings ist beständiges, ja fast schon beharrliches Üben und eine positive Einstellung zu dieser Praxis. Je häufiger die vorgestellten Übungen in den Alltag integriert werden können, umso reicher wird man belohnt.

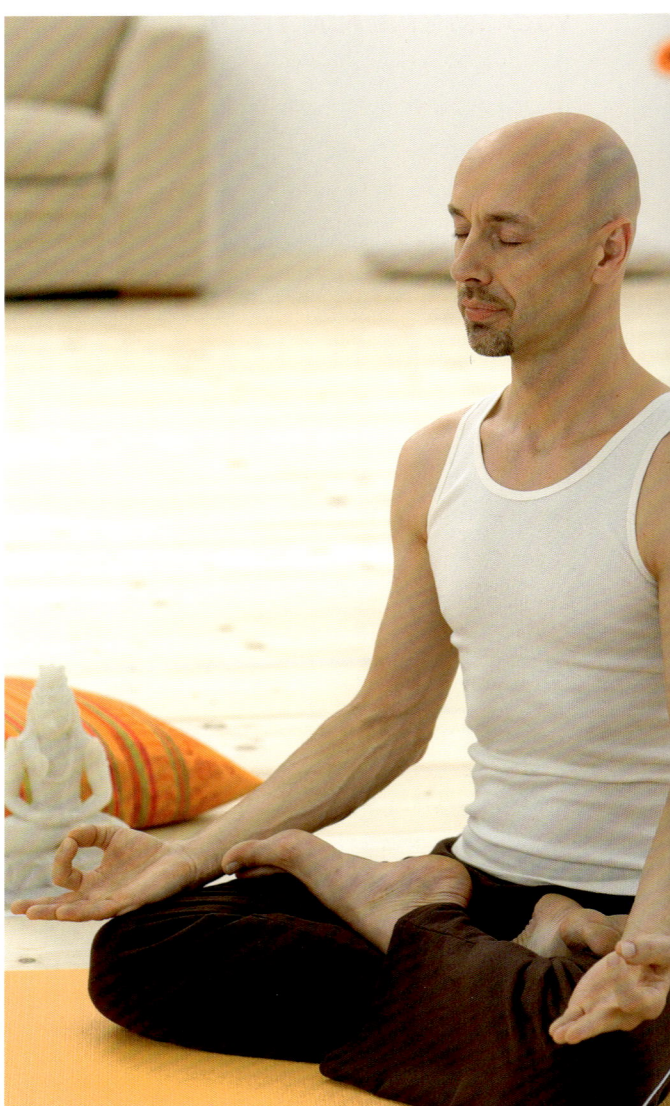

Regelmäßiges Üben verleiht innere Ruhe und Gelassenheit.

YOGA IST EINE PRAKTISCHE LEHRE

Daraus ergibt sich, dass Yoga eine *praktische* Lehre ist und ein Gewinn nur dann erzielt wird, wenn man Yoga »macht« und nicht wenn man nur darüber redet. Fast alle alten Schriften sagen dies – ein Nutzen aus Yoga kann nur durch die eigene Praxis erzielt werden und nicht ausschließlich durch das Lesen von Yogabüchern. Das Lösungswort heißt also »loslegen«.

Für alle geeignet

In unserer täglichen Arbeit rund um das Thema »Yoga« hören wir häufig die Unsicherheiten der Teilnehmer. »Ist das denn etwas für mich?«, »Ich bin doch viel zu unbeweglich«, »Das ist doch nur etwas für Junge«, lauten die Bedenken. Hier gibt es nur eine passende Antwort: Yoga ist für alle Menschen geeignet. Wir sagen unseren Teilnehmern häufig, dass man Yoga wie einen gut sortierten Supermarkt betrachten kann. Besuche ihn und nimm erst einmal das, was dir »schmeckt«. Und wenn du etwas Neues ausprobieren willst, dann besorge dir eine kleine Probepackung und koste zuerst. Mit dieser Einstellung und unter Berücksichtigung der individuellen Gegebenheiten wird Yoga für alle Menschen machbar – egal ob jung oder alt, beweglich oder unbeweglich, erfahren oder unerfahren.

Wann fängt man mit Yoga an?

Wo bzw. wie beginnt man eigentlich, Yoga zu üben? Gibt es einen sogenannten Start? Ja, es gibt einen persönlichen Start. Und der ist gerade jetzt. In diesem Augenblick beginnt Yoga. Was wir meinen ist, dass man immer und überall beginnen kann. Schon die theoretische Auseinandersetzung mit dem Thema ist ein Stückchen Yoga. Sie sind also mittendrin, denn Sie lesen gerade darüber. Noch besser aber: Sie wählen heute noch Ihre erste Übung aus diesem Buch.

Yoga ist flexibel

Es ist schön zu wissen, dass Yoga unheimlich flexibel ist, was Sie persönlich betrifft. Denn er nimmt Sie dort auf, wo Sie sich gerade befinden. Er nimmt Sie quasi spontan an die Hand, wenn Sie ihm Ihre reichen, und er fordert keine körperlichen Voraussetzungen von Ihnen und stellt keine geistigen Ansprüche an Sie. Sie müssen nichts Bestimmtes können oder bereits wissen. Dies denken leider immer noch viel zu viele Menschen, die sich für Yoga interessieren. Auch ein höheres Alter sollte Sie keinesfalls davon abhalten, Yoga zu üben. Im Gegenteil – gerade das Alter bringt die nötige Ruhe, Gelassenheit und Weisheit mit, um sich voll auf Yoga einzulassen und es in all seinen Facetten auszukosten.

Noch mehr Yoga

Die Entwicklung des Yoga erstreckt sich über viele Jahrtausende und es diente damals überwiegend der Geistesschulung und der Selbsterkenntnis. Da das Wissen vom Meister zum Schüler hauptsächlich mündlich weitergegeben wurde, ist bestimmt viel des wertvollen Wissens über Yoga verloren gegangen. Dennoch sind später einige Texte entstanden, die zum Teil bis in die heutige Zeit überliefert wurden.

DAS YOGA-SUTRA

Zu den herausragendsten Grundlagentexten des Hatha-Yoga zählt das Yoga-Sutra von Patanjali. Zu seiner Zeit (vermutlich zwischen 200 v. Chr. und 200 n. Chr.) fasste er das vorhandene Wissen in einem Leitfaden zusammen und gab dem Yoga eine Struktur. Patanjalis Konzept ist dabei so zeitlos wie modern und wird auch heute noch gerne als Grundlage für ernsthaft Übende auf der ganzen Welt verwendet. Für sie stellt das Yoga-Sutra eine Art Richtlinie dar, die alle Ebenen des Menschen einschließt.

ACHT GLIEDER ZUR BEFREIUNG

In seiner Darlegung über Yoga empfiehlt Patanjali dem Schüler, den sogenannten achtgliedrigen Yogapfad zu beschreiten. Dieser Weg soll ihn ein ganzes Leben begleiten. In seiner Ausführung erklärt Patanjali auch die Hindernisse, die uns stören und vom rechten Weg abbringen könnten, aber genauso stellt er etliche Möglichkeiten dar, dass uns dies nicht passiert.

Die acht Glieder des Übungsweges nach Patanjali

Yama • Niyama • Asana • Pranayama • Pratyahara • Dharana • Dhyana • Samadhi

Yama

Yama beinhaltet Vorschläge zum Handeln in der äußeren Welt und gibt vor, mit allen Lebewesen, auch mit uns selbst, rücksichtsvoll umzugehen. Wir verzichten auf Gewalt und sollen wahrhaftig sein, also den Menschen in unserer Umgebung ehrlich gegenübertreten. Ebenso ist das Stehlen von materiellen und geistigen Dingen untersagt. Mit unseren Begehren sollen wir Maß halten und das »Immer-mehr-haben-Wollen« zügeln und bestenfalls aufgeben. Yama meint auch, dass wir nur so viel besitzen sollten, wie wir tatsächlich benötigen.

Niyama

Niyama gibt Vorschläge im Umgang mit uns selbst. Als Erstes wird die Reinheit von Körper und Geist genannt. Den Körper rein zu halten, versteht sich von selbst. Geistig rein bedeutet, sich von alten, vielleicht falschen Einstellungen zu lösen. Man soll sein Leben wertschätzen und zufrieden sein mit dem, was man hat. Unseren Pflichten gegenüber sollen wir diszipliniert sein und Durchhaltevermögen zeigen. Wir sollen uns selbst studieren, uns selbst betrachten, statt immer nur an anderen herumzunörgeln. Nur dann können wir Achtsamkeit für unser eigenes Verhalten entwickeln.

Asana

Die Yogahaltungen sollen regelmäßig praktiziert werden. Sie dienen der Gesunderhaltung und der Fitness unseres Körpers sowie der Sammlung und Zentrierung unseres ganzen Wesens. Das angenehme Verharren in einer Haltung ist der traditionelle Weg. Im Kapitel »Los gehts! Die besten Yoga-Quickies«, ab S. 18, stellen wir Ihnen viele Übungen vor.

Pranayama

Das Kontrollieren des Atems ist ein weiteres wichtiges Glied. Mit ihm befreien wir uns von innerlichen Blockaden, damit Energien wieder frei fließen können. Im Westen geht es häufig auch darum, uns den Atem wieder bewusst zu machen und über eine gezielte Atemtechnik Ruhe und geistige Stille zu finden. Auch zu diesem Glied des achtstufigen Weges bieten wir Ihnen ab S. 64 diverse Übungen.

Pratyahara

Pratyahara befasst sich mit unseren Sinnen, die wir zurückziehen oder zumindest im Zaum halten sollen. Wir lernen hierbei, unsere »Antennen« einzuziehen und nicht jedem Reiz unsere Aufmerksamkeit zu widmen.

Dharana, Dhyana, Samadhi

Die letzten drei Glieder sind sehr stark geistig ausgerichtet. Dharana beschreibt die Fähigkeit, mit voller Aufmerksamkeit das zu tun, was wir tun. Dhyana will unsere Konzentration tief in unser Inneres lenken (Meditation) und Samadhi, das ursprüngliche Ziel eines jeden Yoga-Weges, ist das Erleben der Einheit mit dem Universum, dem Göttlichen.

Was die alten Yogaschriften sagen

Wenn das Denken im Selbst ruht, die Begierden bewältigt sind und auch Wünsche nicht mehr stören, dann ist das Yogaziel erreicht.
(Bhagavad Gita 6,18)

Das sind die Yoga-Quickies

Jetzt wissen Sie in den Grundzügen, was Yoga bedeutet. Eigentlich ein wirklich wünschenswerter Zustand, den man erreichen kann, oder? Zufrieden mit sich und der Welt und glücklich mit dem, was ist, was man ist, was man hat und was man tut. Um dieses Glück zu erfahren, müssen Sie nicht von heute auf morgen Ihr Leben vollkommen umkrempeln. Im Gegenteil, wir behaupten sogar, dass dieser Radikalgedanke die falsche Einstellung und ein Schritt mit hohem Scheiterungspotenzial wäre. Wir sind der Ansicht – und das ist keineswegs ein revolutionärer Gedanke –, ein neuer Weg, und es ist unerheblich welcher Weg das ist, beginnt stets mit dem ersten Schritt. Egal, wie groß dieser Schritt sein wird, er ist auf jeden Fall besser, als stehen zu bleiben.

Jederzeit Yoga

Damit Sie es leicht haben, gibt es die Yoga-Quickies. Übungen, die wenig Zeit in Anspruch nehmen und die Sie jederzeit durchführen können. Endlich, und so ist es im Grunde genommen auch gedacht, kann Yoga ein Teil Ihres Tages, Ihres Alltags werden. Dazu genügen einige Minuten – und der Tag hat bekanntlich 1440. Verwenden Sie doch einfach nur fünf davon. Fünf bewusste und achtsame Minuten am Tag mit sich und für sich selbst verbringen. Diese Minuten werden Ihre Akkus wieder aufladen, werden Ihnen Kraft geben, werden Ihre innere Blume zum Blühen und Strahlen bringen.

EINE »GEMISCHTE PLATTE«

Yoga ist für alle Menschen da, niemand wird ausgeschlossen. Und da jeder Mensch individuelle Bedürfnisse hat, gibt es auch unterschiedliche Yoga-Quickies. Für jeden ist etwas dabei: vergleichbar mit einer feinen gemischten Käseplatte, die an einem Buffet steht und von der sich jeder ein Stückchen von seiner Lieblingssorte nehmen kann.

Praktische Übungen

Der Praxisteil (ab S. 18) ist in Körper-, Atem- und Entspannungsübungen aufgeteilt.

> Der Asana-Abschnitt (S. 20 ff.) ist der umfangreichste, da es erfahrungsgemäß der Körper ist, bei dem für die meisten Menschen Yoga beginnt. Über Asanas lernen wir unseren Körper kennen, kommen bei ihm an, lernen ihn zu beherrschen.

> Die Atemübungen (S. 64 ff.) sind ein aufbauender Schritt in Richtung Bewusstsein.

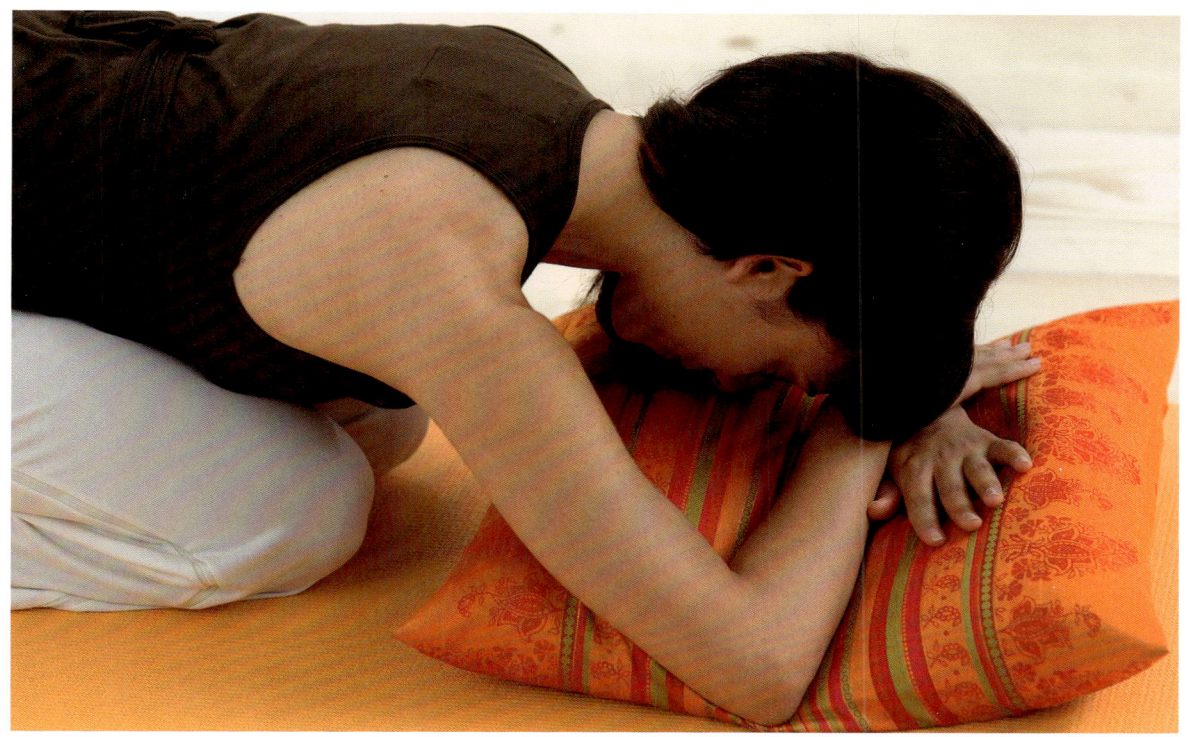

Über einfache Yogahaltungen kommt man gut bei sich an, man lernt, »den Körper zu hören«.

> In der Entspannung (S. 70 ff.) letztendlich können wir nachspüren und völlig zur Ruhe kommen.

Beachten Sie diese Reihenfolge auch, wenn Sie sich aus dem Übungskatalog eine kleine und individuelle Yogaroutine zusammenstellen: Zuerst einige Körperübungen, dann eine Atemübung und schließlich eine Haltung, die zur Entspannung dient.

Über die Übungen hinaus

Neben diesen »praktischen« Körper-, Atem- und Entspannungsübungen, die Sie in den Lauf Ihres Tages integrieren können, gibt es auch noch kleine Rituale und Denkanstöße, die sehr stark mit den Yamas und Niyamas von S. 14 f. zusammenhängen. Es sind Verhaltensweisen uns selbst und anderen gegenüber. Diese sollten genauso täglicher Bestandteil sein wie die Körperübungen. Sehen Sie sich hierfür das Kapitel »Yoga-Quickies einmal anders«, ab S. 82, an und Sie werden erstens verstehen, um was es sich handelt, und zweitens erkennen, dass Yoga in vielen Situationen unseres Lebens »geübt« werden kann und es sich damit über den grobstofflichen Körper hinaus ausbreitet.

Los gehts!

Los gehts!

Die besten Yoga-Quickies

18

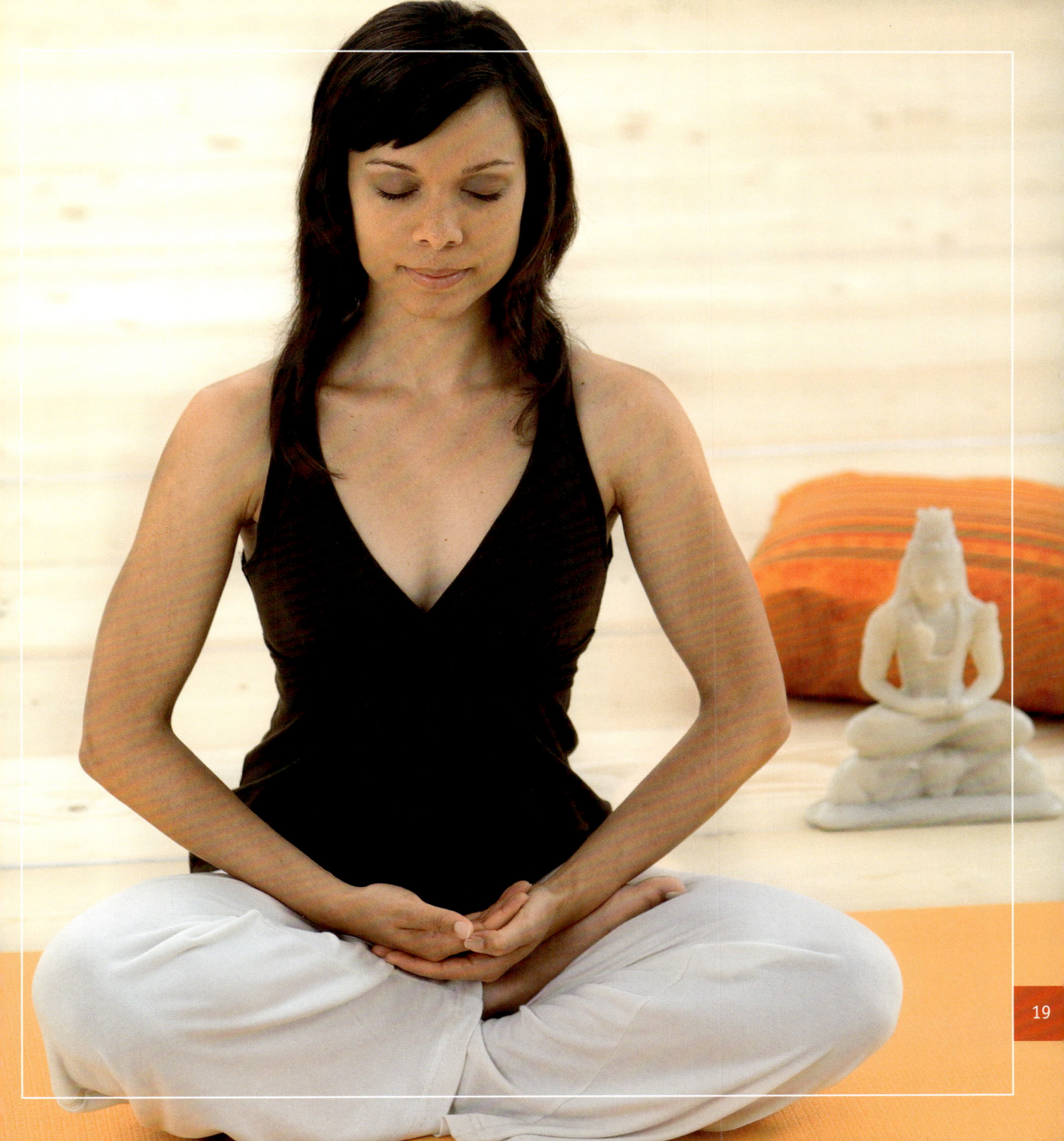

Die Körperübungen

Yoga beginnt für die meisten Menschen mit den Körperübungen, den Asanas. Üblicherweise werden Asanas gehalten, also statisch ausgeführt. Deshalb hat sich der Begriff »Yogahaltungen« weit verbreitet. Im Praxisteil richten wir uns nach dieser Tradition.

Unser Anliegen ist es, Ihnen zu zeigen, dass es hunderte Momente geben kann, einen Yoga-Quickie durchzuführen. Die Körperübungen sind deshalb so aufgebaut, dass sich jeweils auf der *linken* Buchseite eine Übung für zu Hause befindet. Hierbei ist eine ruhige und inspirierende Ecke in Ihrer Wohnung und eine Matte sinnvoll. Auf der *rechten* Buchseite finden Sie eine » Variante für unterwegs«, bei der Sie Ihre ganz normale Kleidung anbehalten können.

Zu jeder Gelegenheit

Ab sofort zählt die Ausrede »Ich habe keine Zeit für Yoga« nicht mehr. Über den Tag verteilt finden sich nämlich genügend Zeitpunkte, um die ein oder andere Übung zu praktizieren. Üben Sie zu jeder Gelegenheit, egal ob Sie im Büro oder im Park sind oder sich vielleicht auf einer Reise im Zug befinden. Machen Sie diese Momente zu Ihren täglichen ganz persönlichen Bewusstseinsoasen.

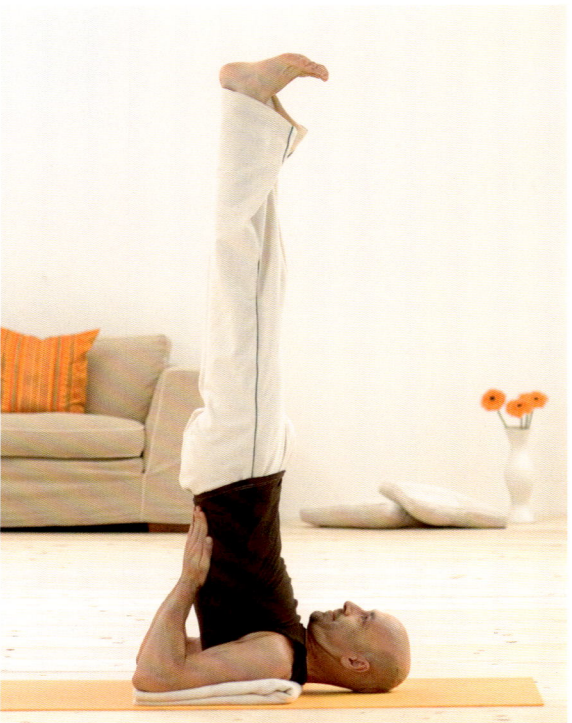

Hat man eine Yogahaltung eingenommen, soll man einige Zeit ruhig in ihr verweilen.

Kurze Übungen mit viel Effekt

Jede Haltung hat ganz spezifische psychophysische Wirkungen auf den menschlichen Körper-Geist-Komplex. Einige dieser Wirkungen stehen immer am Anfang der beschriebenen Übung. Damit die gewünschten Effekte auch eintreffen, ist eines auf jeden Fall wichtig: beständiges Üben mit voller Aufmerksamkeit im Hier und Jetzt. Neben dieser Regelmäßig- und Aufmerksamkeit wollen wir Ihren persönlichen Erfolg noch mit ein paar weiteren Praxisregeln unterstützen.

SO IST ES RICHTIG

> Entwickeln Sie eine positive Einstellung zu Ihrer Praxis und üben Sie körperlich ganz locker und geistig unverkrampft. Erzwingen Sie nichts, weder körperliche Höchstleistung noch unmittelbaren Erfolg!

> Vergessen Sie Leistungsdruck und Erfolgszwang! Das Üben ist keine Prüfung, für das Sie bei Bestehen ein Zertifikat erhalten.

> Üben Sie ohne Hast und Eile! Lieber nur eine Übung achtsam durchführen, als sich in einem »Hauptsache-schnell-Yoga-gemacht-Übungsmarathon« verlieren. Begeben Sie sich stets langsam in eine Haltung hinein und lösen Sie genauso langsam diese Haltung wieder auf. Vermeiden Sie ruckartige Bewegungen.

> Üben Sie ohne Schmerzen! Eine Haltung im Yoga soll zwar stabil, aber ohne Gewalt und ohne einhergehendes Unwohlsein geübt werden.

> Werden Sie still! Wenn Sie sich für zwischendurch eine einzige passende Übung ausgesucht haben, dann stellen Sie sich auch geistig darauf ein. Nehmen Sie sich Zeit, gedanklich ein oder zwei Minuten zur Ruhe zu kommen, und üben Sie erst dann Ihre Asana. Im Anschluss kurz nachspüren und erst danach wieder der alltäglichen Arbeit nachgehen. Auf diese Weise dauert ein Yoga-Quickie maximal fünf Minuten.

> Wenn Sie ein längeres Programm aus dem Buch üben wollen, dann versuchen Sie, einen ruhigen Ort zu schaffen, an dem Sie ungestört sind. Tragen Sie bequeme Kleidung und üben Sie am besten mit einer Yogamatte.

> Nicht hetzen lassen! Haben Sie Mut zur Entschleunigung. Üben Sie achtsam, spüren Sie Ihren Körper und hören Sie auf ihn. Die Dauer einer Übung richtet sich nach Ihrer körperlichen Fähigkeit. Üben Sie gerne mehrmals täglich.

> Atmen Sie stets durch die Nase. Der Atem soll weich, fließend und kontinuierlich sein.

> Denken einstellen! Wenn Sie üben und eine Haltung einnehmen, dann verfolgen Sie nur Ihren Atemfluss oder spüren Sie sich in der Haltung selbst. Alles andere hat jetzt Pause.

> Üben Sie nicht mit vollem Magen. Die letzte Mahlzeit sollte wenigstens zwei Stunden zurückliegen.

> Lesen Sie sich den Text einer Übung zuerst in Ruhe durch, machen Sie in Gedanken mit und erst dann geht's an die eigentliche Praxis.

Was die alten Yogaschriften sagen

Die ideale Haltung ist stabil und leicht zugleich, dann ist das Wohlbefinden am größten und die Vollkommenheit von Asana ist erreicht.
(Yoga-Sutra II, 46)

Übung 1: ZENTRIERUNG

WAS BRINGT DIESE ÜBUNG?

> beruhigt und sammelt den Geist
> erleichtert das Zurückziehen von der Außenwelt, verbessert die Konzentration auf das reine Sein
> steigert das Spürbewusstsein
> fördert die Wahrnehmung

AUSFÜHRUNG

> Setzen Sie sich im Schneidersitz auf mehrere gefaltete Decken oder auf ein Meditationskissen.
> Richten Sie Brustkorb und Rücken auf, wobei die Wirbelsäule »durchlässig«, aber dennoch stabil sein soll.
> Hände auf den Knien ablegen. Hüftgelenke und Knie sind ganz locker.
> Schließen Sie sanft die Augen und entspannen Sie die Stirn, den Kiefer, die Zunge und die Lippen.
> Lassen Sie Ihren Atem fließen und beobachten Sie ihn einige Minuten lang. Kommen Sie mit Ruhe und Gelassenheit ganz in der Gegenwart an und kümmern Sie sich gedanklich nicht um andere Dinge in Ihrer Umgebung oder aus Ihrem Alltag.

TIPP

> Wenn Sie diese Übung das nächste Mal durchführen, dann wechseln Sie die Beine.

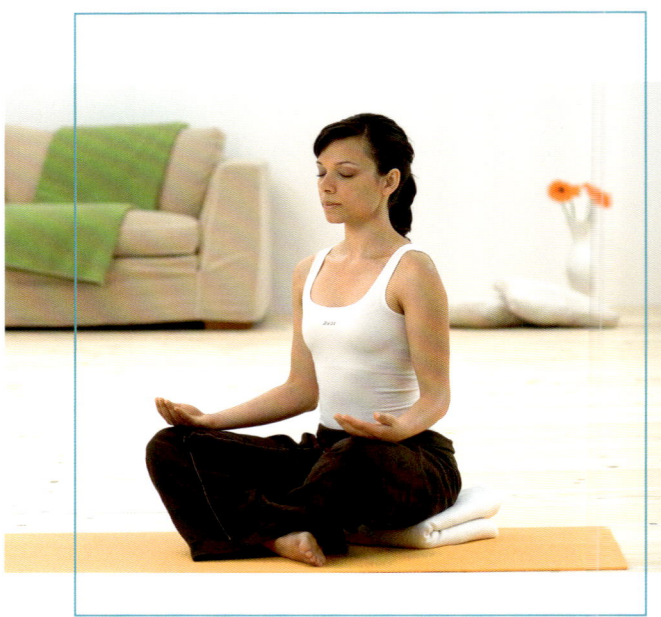

WENN SIE UNTERWEGS SIND

So einfach diese Übung erscheinen mag, so schwierig kann sie sein. Ruhig zu sitzen und nichts zu denken, kann eine immense Herausforderung darstellen, wirkt aber entspannend und leert den Geist von lauten und störenden Gedanken.

AUSFÜHRUNG

> Setzen Sie sich bequem auf einen Stuhl oder im Freien auf eine Bank.
> Beine sind leicht geöffnet. Hände auf den Bauch und Brustkorb (oder auf die Knie) ablegen.
> Augen schließen, Gesicht entspannen und den Atem spüren.

> Verlagern Sie das Denken auf die Wahrnehmung Ihres Körpers bzw. auf das reine Dasein.

TIPP

> Wenn Sie mit offenen Augen üben wollen, dann fixieren Sie z. B. eine Blume und erfreuen Sie sich an ihrer Schönheit.

Gedankliche Ausrichtung

Aufkommende Gedanken betrachten Sie kurz und setzen sie dann auf eine vorüberziehende Wolke. Nichts und niemand stört Ihre Ruhe.

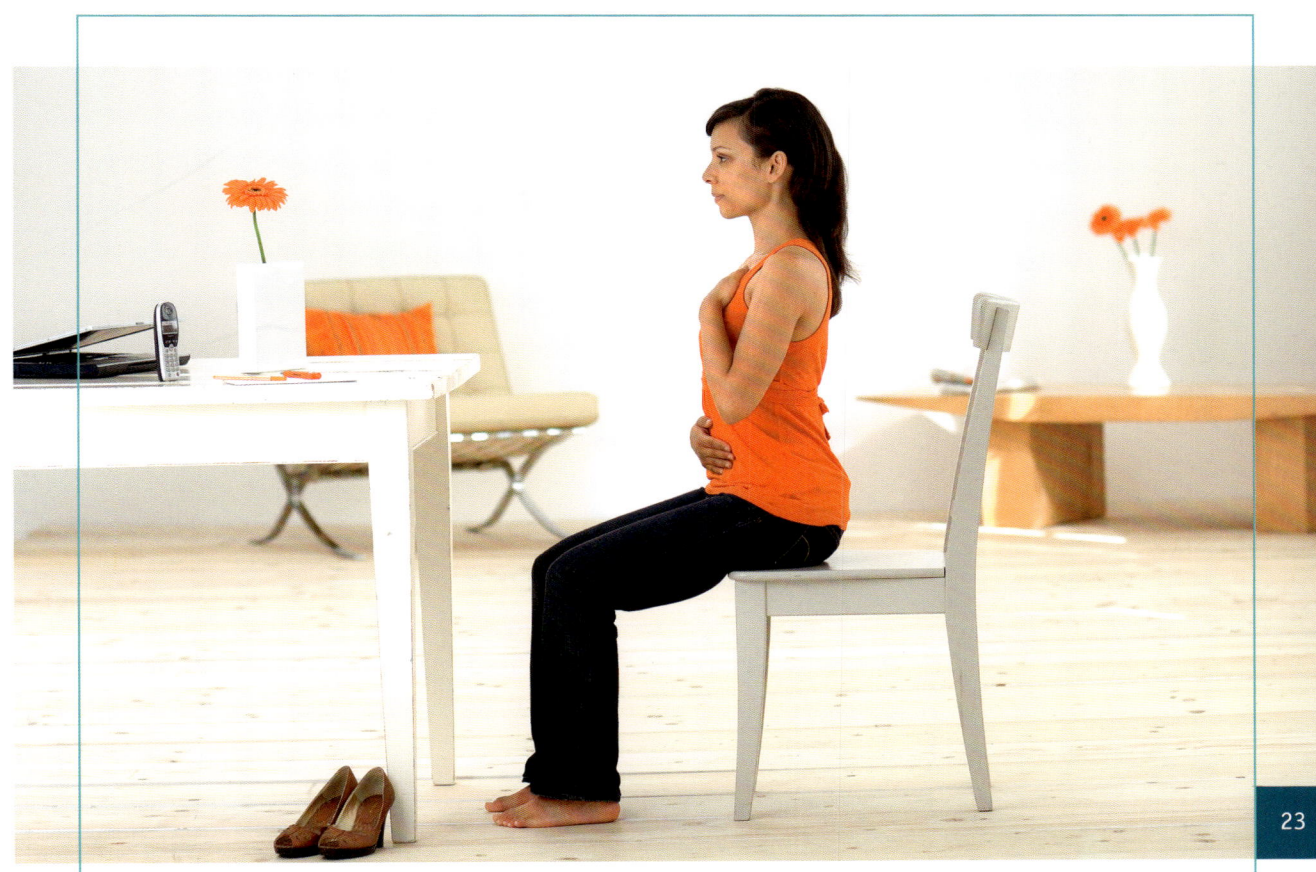

Übung 2: SITZEN WIE EIN STOCK

WAS BRINGT DIESE ÜBUNG?

> kräftigt die Becken- und Rückenmuskulatur
> dehnt die Beinrückseiten und kräftigt die Beinvorderseiten
> streckt den Rumpf und weitet den Brustkorb
> verbessert die Atmung im Alltag

AUSFÜHRUNG

> Setzen Sie sich mit ausgestreckten Beinen auf den Boden und streichen Sie die Gesäßmuskeln nach hinten-seitlich etwas heraus, das verbessert die Stabilität beim Sitzen. Hände neben dem Becken auf den Boden stützen, Finger zeigen nach vorn.

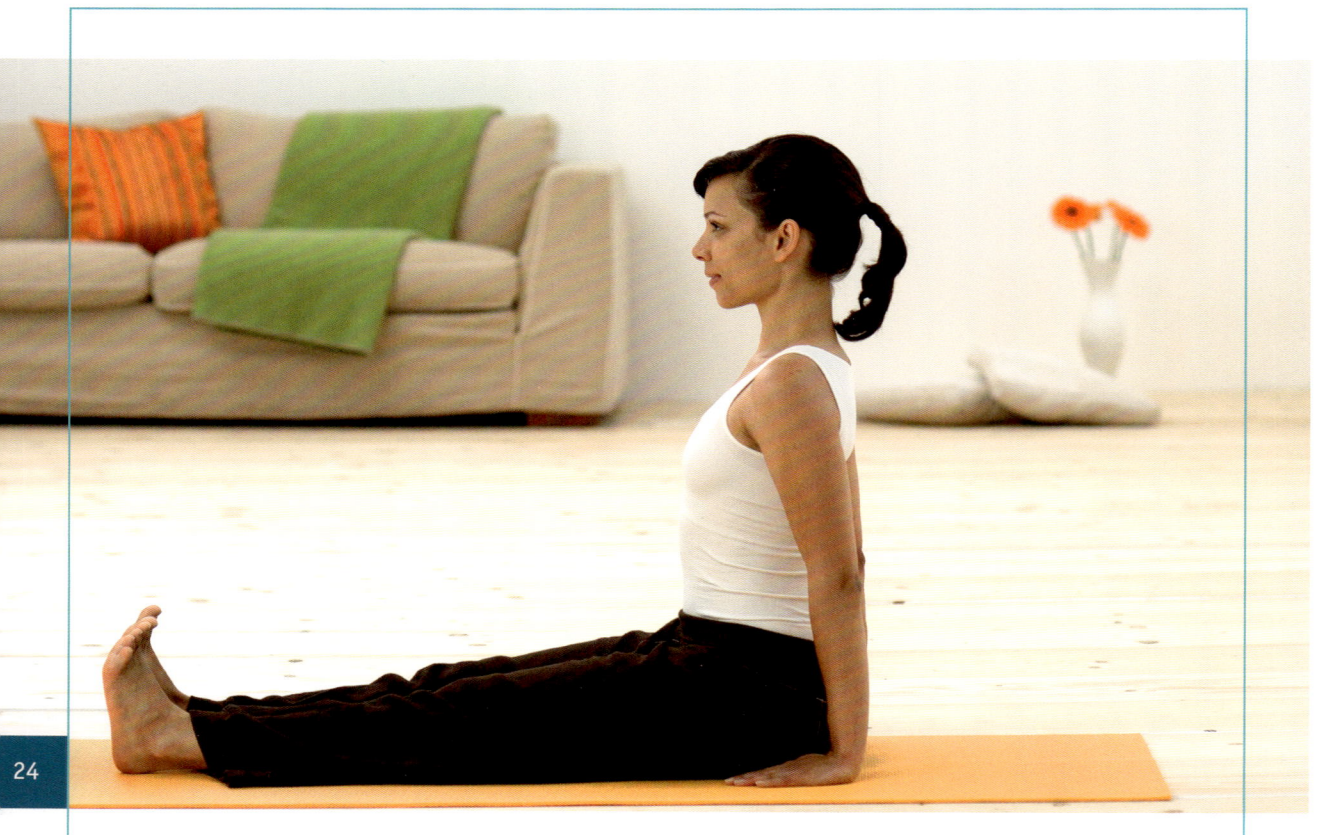

> Heben Sie den Brustkorb mit dem Einatmen nach oben an. Hierbei streckt sich der Rücken und die Wirbelsäule verlängert sich gleichmäßig von unten bis nach oben. Die Arme dürfen unterstützend helfen, sollen aber nicht die ganze Stützkraft übernehmen.

> Die Beine sind leicht geöffnet und die Zehen sind zur Decke gerichtet. Schieben Sie nun beide Fersen kraftvoll von sich weg, wobei ein Gefühl von langen, gedehnten Beinrückseiten entsteht.

TIPP

> Bei rundem Rücken die Beine etwas anwinkeln, dann fällt das Strecken des Rumpfes leichter.

WENN SIE UNTERWEGS SIND

Besonders gut können Sie die Übung auf Ihrem Bürostuhl oder, wo immer Sie sind, im Freien auf einer Parkbank oder einem Stuhl durchführen.

AUSFÜHRUNG

> Setzen Sie sich auf die vordere Kante des Stuhles, Beine nach vorn strecken, Zehenspitzen anziehen.

> Mit dem Einatmen beide Arme in die Senkrechte heben, Rücken nach oben strecken und Schultern weich sinken lassen. Der Nacken ist locker.

> Spüren Sie die sanfte Dehnung des seitlichen Brustkorbs, während Sie ruhig und fließend atmen.

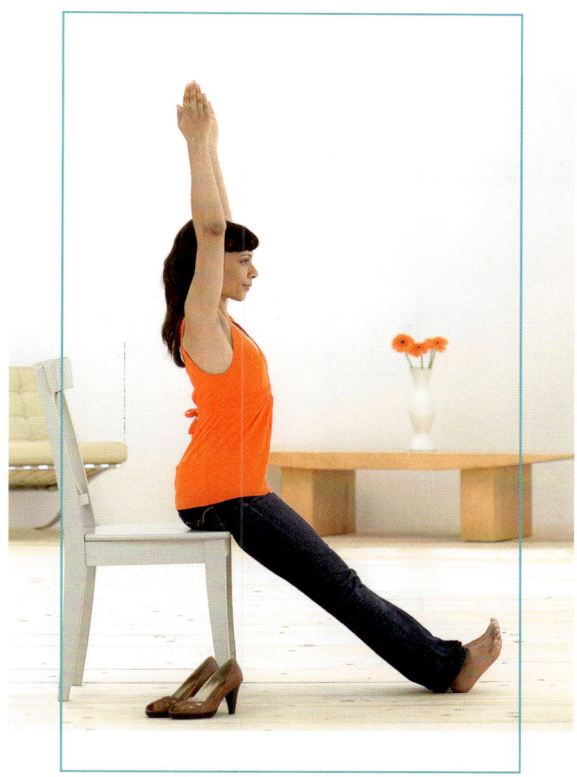

TIPP

> Bei Schulterproblemen die Arme nur seitlich bis in die Waagerechte anheben.

Gedankliche Ausrichtung

In der Yogasymbolik stellt die Wirbelsäule einen stabilisierenden Stab dar. Die Genauigkeit in der geradlinigen Ausrichtung des Rückens trainiert die innere Aufmerksamkeit. Üben Sie deshalb konzentriert.

Verbinden Sie mit Ihrem »Stock« die heilsame Erde mit dem ruhenden Himmel und schaffen Sie auf diese Weise eine kraftvolle Verbindung.

Übung 3: WEITUNG DES WESTENS

WAS BRINGT DIESE ÜBUNG?

> dehnt und entspannt den gesamten Rücken
> wirkt äußerst beruhigend, beseitigt Gereiztheit
und fördert die innere Stille und Konzentration
> kann Kopfschmerzen und Migräne lindern
> gut geeignet nach anstrengenden, sitzenden
Yogahaltungen

AUSFÜHRUNG

> Setzen Sie sich auf den Boden mit leicht ange-
stellten Beinen. Die Füße sind etwa hüftweit aus-
einander.
> Atmen Sie ein und strecken Sie die Arme über
vorn weit nach oben zur Decke.
> Atmen Sie aus und beugen Sie sich nach vorn

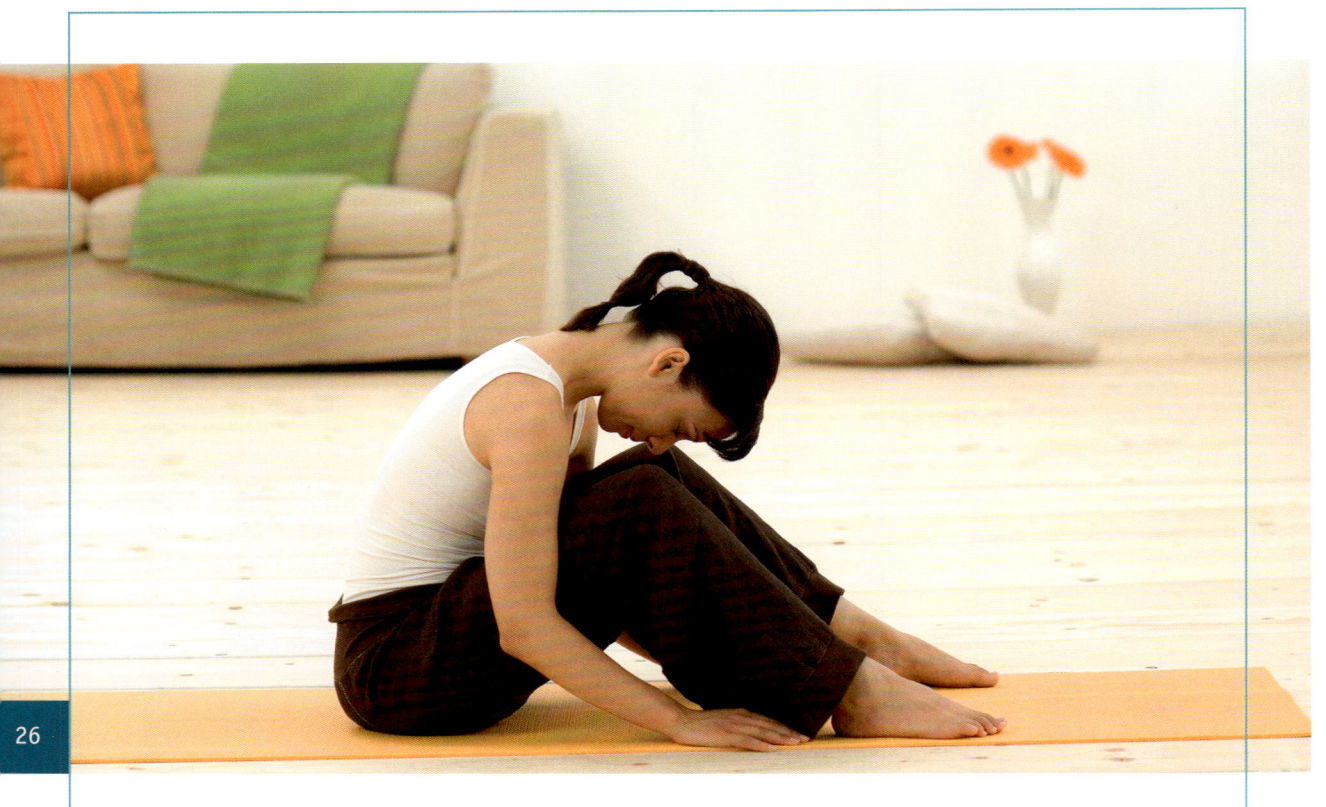

über die Beine. Legen Sie die Hände locker am Boden ab.

> Lassen Sie den Rumpf entspannt und den Nacken-Kopf-Bereich locker.

TIPP

> Ihrer Beweglichkeit entsprechend müssen Sie die Beine mehr oder weniger anstellen. Es dürfen keine Schmerzen im Rücken entstehen. Dehnung ist jedoch erlaubt. Üben Sie ohne Kraft, der Oberkörper soll weich bleiben.

WENN SIE UNTERWEGS SIND

Nun folgt eine »Bürovariante« mit Stuhl und Tisch. Wenn Sie jedoch gerade unterwegs sind und kein Tisch in der Nähe ist, dann lassen Sie, auf einem Stuhl sitzend, einfach den Rumpf auf den Beinen ruhen, wie es in der Übung links beschrieben ist.

AUSFÜHRUNG

> Stellen Sie den Stuhl etwas entfernt vom Tisch auf und setzen Sie sich auf die vordere Kante. Beine im rechten Winkel aufgestellt, Knie schulterbreit auseinander.

> Einatmend die Arme nach oben heben und mit langem Rücken aus der Hüfte heraus nach vorn strecken. Hände auf der Tischkante ablegen.

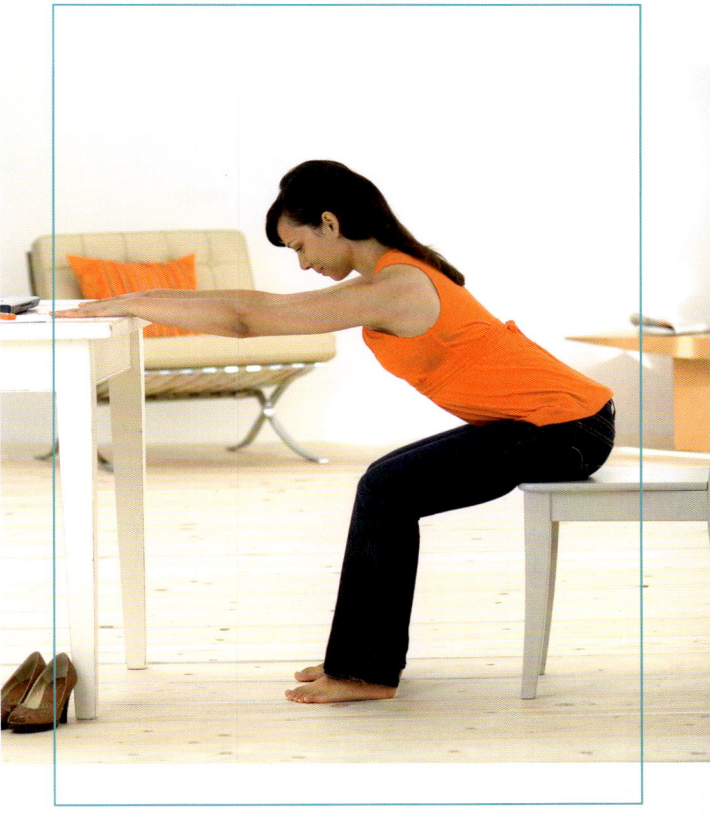

> Den Rücken über die ganze Länge strecken und die Schultern in Richtung Boden sinken lassen. Den Kopf in Verlängerung des Rumpfes halten.

Gedankliche Ausrichtung

In der Yogaterminologie wird der »Westen« mit dem Rücken gleichgesetzt. Und genauso wie die Sonne im Westen untergeht, so zieht sich auch das Licht des Bewusstseins in unser Innerstes zurück, wenn wir diese Haltung üben. Fühlen Sie die Ruhe.

Übung 4: RUDERBOOT

WAS BRINGT DIESE ÜBUNG?

> kräftigt insbesondere die Bauch- und Oberschenkelmuskulatur

> stärkt durch die nötige Aufrichtung des Rumpfes auch die Rückenstreckermuskeln

> regt den Stoffwechsel an, lindert Verdauungsbeschwerden, stärkt die Nieren

> fördert das Gleichgewichtsvermögen

AUSFÜHRUNG

> Setzen Sie sich aufrecht auf den Boden. Die Beine sind angestellt.

> Dann mit geradem Rücken leicht nach hinten lehnen und die Arme etwas weiter hinten aufsetzen.

> Mit dem Ausatmen beide Beine anheben, bis die Unterschenkel parallel zum Boden ausgerichtet sind.

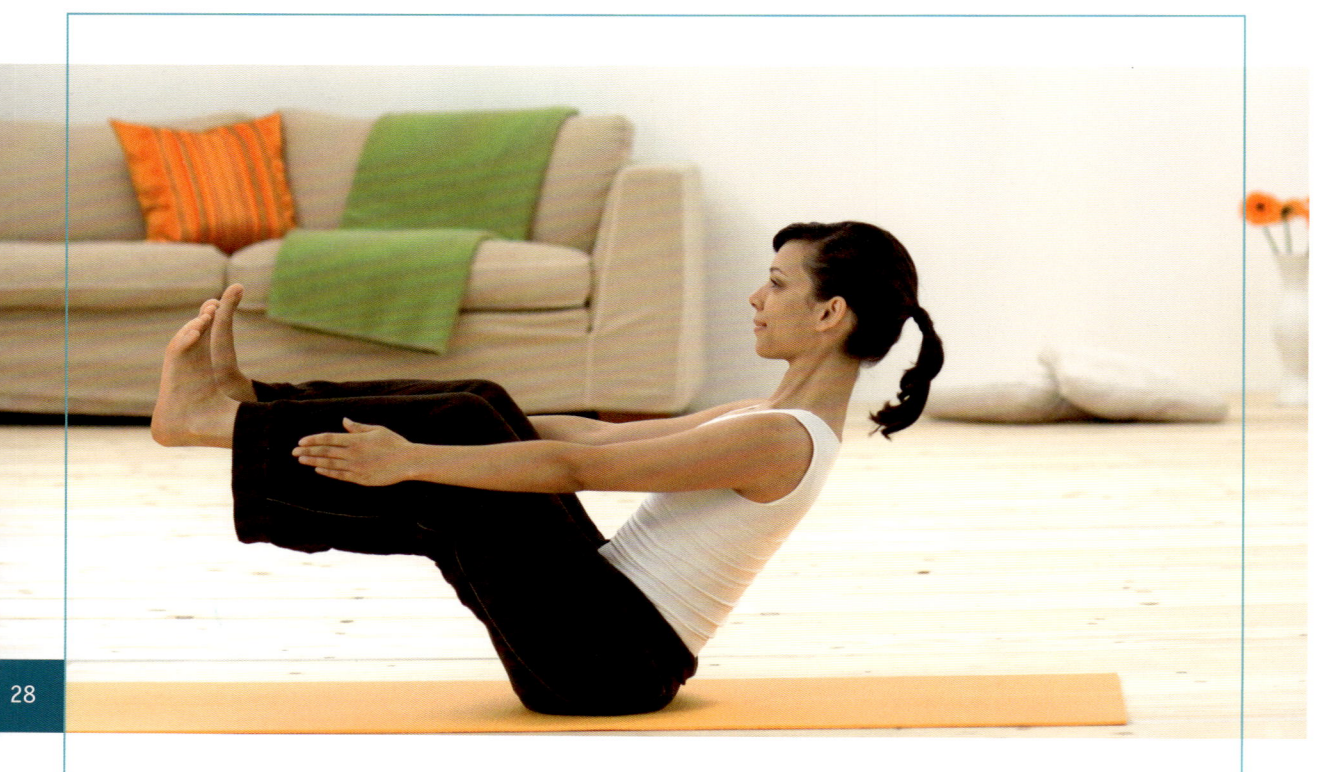

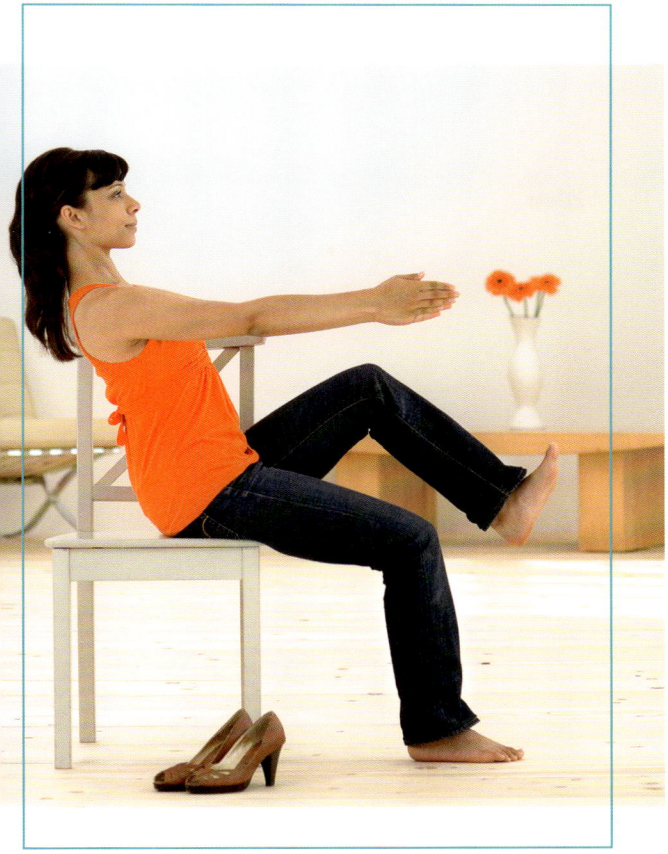

WENN SIE UNTERWEGS SIND

WENN SIE UNTERWEGS SIND

Eine gut entwickelte und starke Bauchmuskulatur ist ein wichtiger Faktor für einen gesunden und schmerzfreien Rücken.

AUSFÜHRUNG

> Setzen Sie sich seitlich auf einen Stuhl. Knie und Füße sind geschlossen.
> Mit dem Ausatmen lehnen Sie sich etwa 30 bis 45 Grad nach hinten und heben gleichzeitig ein Bein angewinkelt an.
> Arme nach vorn bis in die Fingerspitzen ausstrecken, Schultern locker lassen, Nacken lang machen, Kinn etwas einziehen.
> Halten Sie einige Atemzüge die Position und versuchen Sie dabei, Ihren Brustkorb weit angehoben zu lassen. Wechseln Sie dann die Seite.

TIPP

> Wer genügend Kraft hat, streckt das gehobene Bein ganz nach vorn oben durch.

> Wer es schafft, kann jetzt die Arme vom Boden lösen und nach vorn strecken. Allerdings darf hierbei der Rumpf nicht weiter nach hinten kippen!
> Nacken lang lassen, Brustkorb heben!

TIPP

> Sehr wichtig: Atmen Sie gleichmäßig!
> Ist diese Haltung zu anstrengend? Dann heben Sie nur ein Bein nach oben. Die Kraft wird sich bei regelmäßigem Üben entwickeln.

Gedankliche Ausrichtung

Ein Boot kann schwere Lasten tragen, wird aber auch vom Wasser selbst getragen. Versuchen Sie, dieses Gefühl beim Üben zu assoziieren. Lassen Sie sich über den Ozean der Weltlichkeit führen.

Übung 5: DREHUNG DER WEISHEIT

WAS BRINGT DIESE ÜBUNG?
> macht die Wirbelsäule geschmeidig
> bringt Flexibilität in den Brustkorb und verbessert somit die Atmung; stimuliert die Bauchorgane
> fördert die mentale und geistige Mitte

AUSFÜHRUNG
> Setzen Sie sich mit aufrechtem Oberkörper und langer Wirbelsäule im sogenannten Fersensitz bequem auf den Boden.
> Stützen Sie sich mit der rechten Hand hinter dem Becken am Boden ab und legen Sie die linke Hand mit gestrecktem Arm an die Außenseite des rechten Knies oder Oberschenkels.
> Mit dem Einatmen verlängern Sie bewusst alle Seiten des Oberkörpers und mit dem Ausatmen drehen Sie sich gleichmäßig von der Lenden- über die Brust- bis zur Halswirbelsäule auf die rechte Seite.
> Der rechte Arm dient als Stütze für die Rumpflänge, der linke als Hebel für die Drehbewegung.
> Üben Sie beide Seiten!

TIPP
> Wenn die Knie in diesem Sitz schmerzen, legen Sie eine mehrfach gefaltete Decke unter das Gesäß.

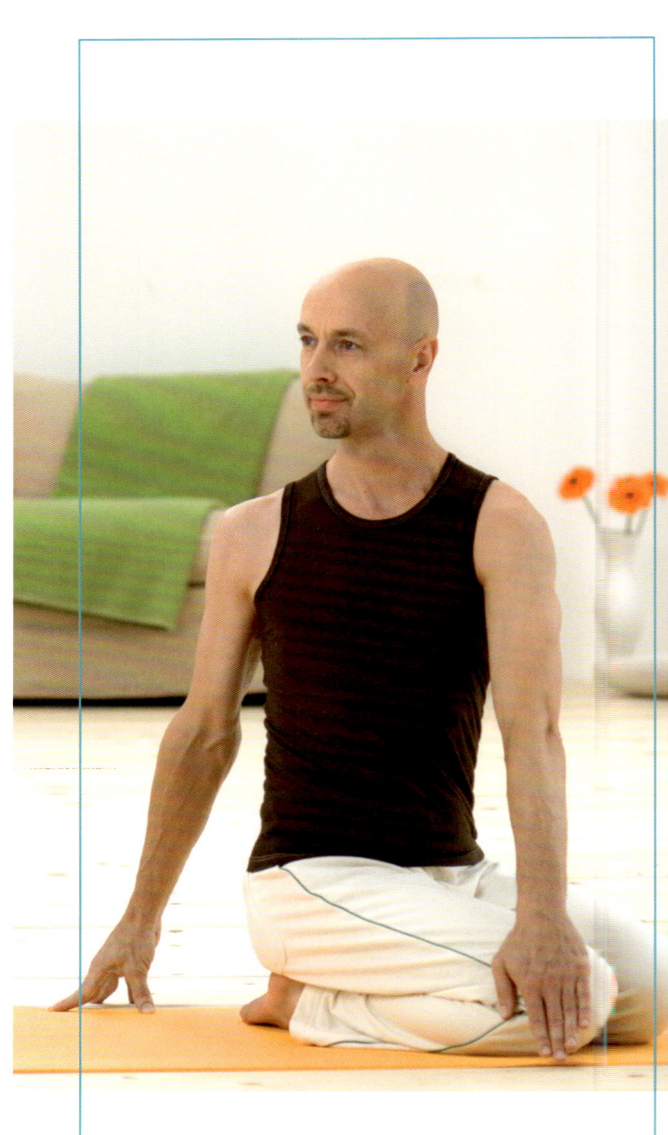

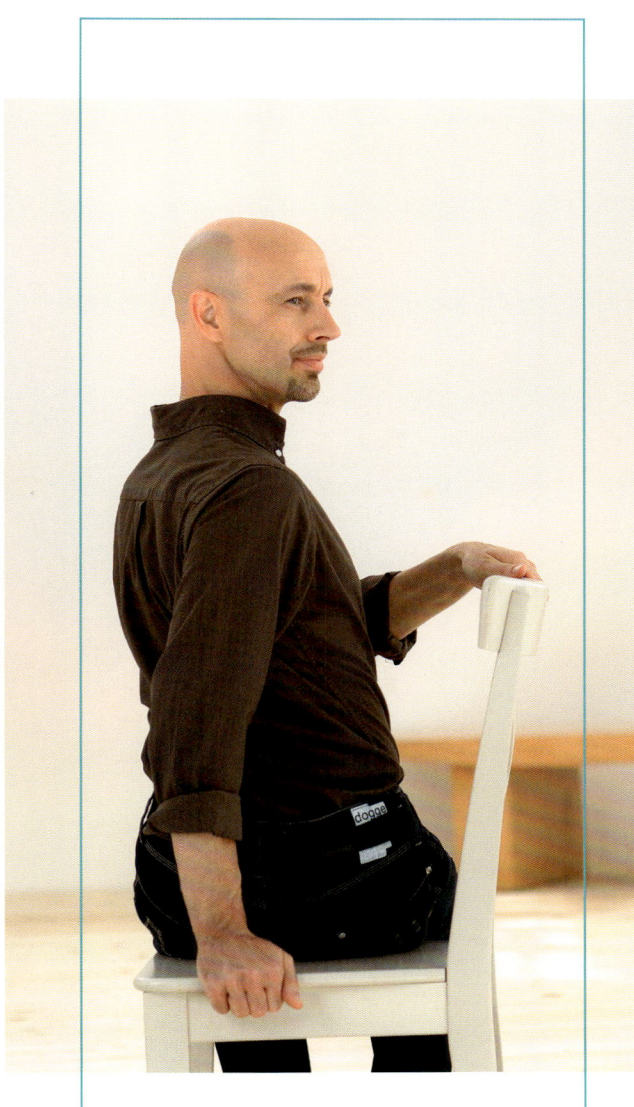

WENN SIE UNTERWEGS SIND

Dieser Drehsitz ist äußerst wohltuend nach langer Zeit des Sitzens, ob bei einer größeren Autofahrt oder dauernden Schreibtischtätigkeiten.

AUSFÜHRUNG

> Setzen Sie sich seitlich auf einen Stuhl, sodass die Rückenlehne rechts von Ihnen ist. Knie und Füße sind geschlossen.

> Umgreifen Sie mit der rechten Hand hinter dem Becken die Sitzfläche des Stuhles und legen Sie die linke auf die Lehne.

> Einatmend die Wirbelsäule nach oben strecken, ausatmend gleichmäßig nach rechts drehen.

> Beide Seiten üben!

TIPP

> Beginnen Sie die Drehung im Lendenbereich. Brustkorb, Schultern und Kopf folgen automatisch.

Gedankliche Ausrichtung

Stellen Sie sich Ihre Wirbelsäule vom Becken bis zum Hinterhaupt als eine gleichmäßig geformte Wendeltreppe vor, die mehrere Stockwerke miteinander verbindet. Alle Stufen dieser Treppe müssen von gleichmäßiger Beschaffenheit sein.

Übung 6: KUHGESICHT

WAS BRINGT DIESE ÜBUNG?

> dehnt die Schultergelenke und macht sie weich und geschmeidig; erhöht den Bewegungsumfang der Arme

> streckt den Rücken, weitet den Brustkorb und verbessert die Atmung

> Wenn die Übung achtsam und mit genügend Beweglichkeit geübt wird, führt sie zu großer innerer Ruhe und Gelassenheit.

AUSFÜHRUNG

> Setzen Sie sich in den Fersensitz und greifen Sie mit der rechten Hand einen Yogagurt, einen Gürtel oder ein stabiles Tuch.

> Mit dem Einatmen den rechten Arm lang nach oben strecken, mit dem Ausatmen den Arm beugen und die Hand nahe der Wirbelsäule am Rücken ablegen.

> Greifen Sie mit der linken Hand den am Rücken herabhängenden Gurt. Langsam und in sehr kleinen Schritten den Gurt von beiden Seiten her nun immer enger greifen, wobei sich die Hände nähern.

> Halten Sie den Rücken gerade! Wird der Rücken rund, dann fassen Sie den Gurt weniger eng.

TIPP

> Sie dürfen eine Dehnung verspüren aber keinen Schmerz! Lernen Sie, dies zu unterscheiden.

> Üben Sie ohne Gurt, wenn Sie die Hände am Rücken problemlos greifen können.

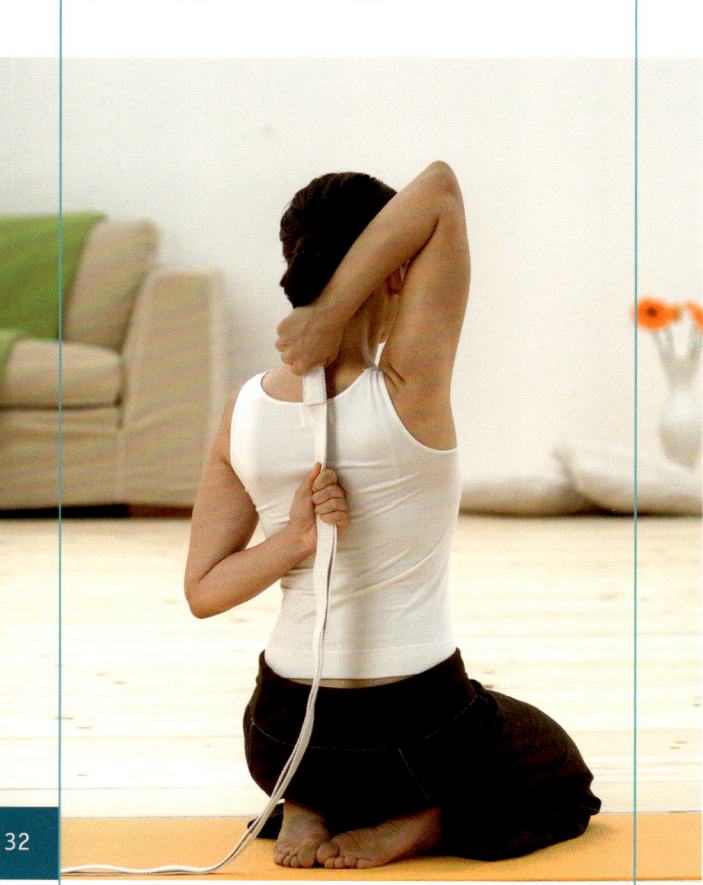

WENN SIE UNTERWEGS SIND

Hier finden Sie nun für unterwegs eine Variante auf einem Stuhl mit einfacherer Armhaltung.

AUSFÜHRUNG

> Setzen Sie sich aufrecht auf einen Stuhl.

> Einatmen und den rechten Arm nach oben strecken. Ausatmen, den Arm beugen und die Hand auf die Wirbelsäule legen.

> Umfassen Sie mit der linken Hand den rechten Ellenbogen und ziehen Sie ihn behutsam hinter den Kopf.

> Strecken Sie die Wirbelsäule und halten Sie den Kopf gerade, der Blick geht geradeaus.

TIPP

> Wenn Sie sich gut dabei fühlen, dann führen Sie die Armhaltung aus der Übung auf S. 32 durch.

Gedankliche Ausrichtung

Auch wenn die Vorstellung nicht ganz einfach ist – diese Haltung soll eine gewisse Ähnlichkeit mit dem Gesicht einer Kuh haben. Aber das ist nicht ganz so wichtig. Verweilen Sie einfach ruhend und »weidend« auf einer saftigen grünen Wiese. Die Gedanken sind still. Alles ist im Fluss.

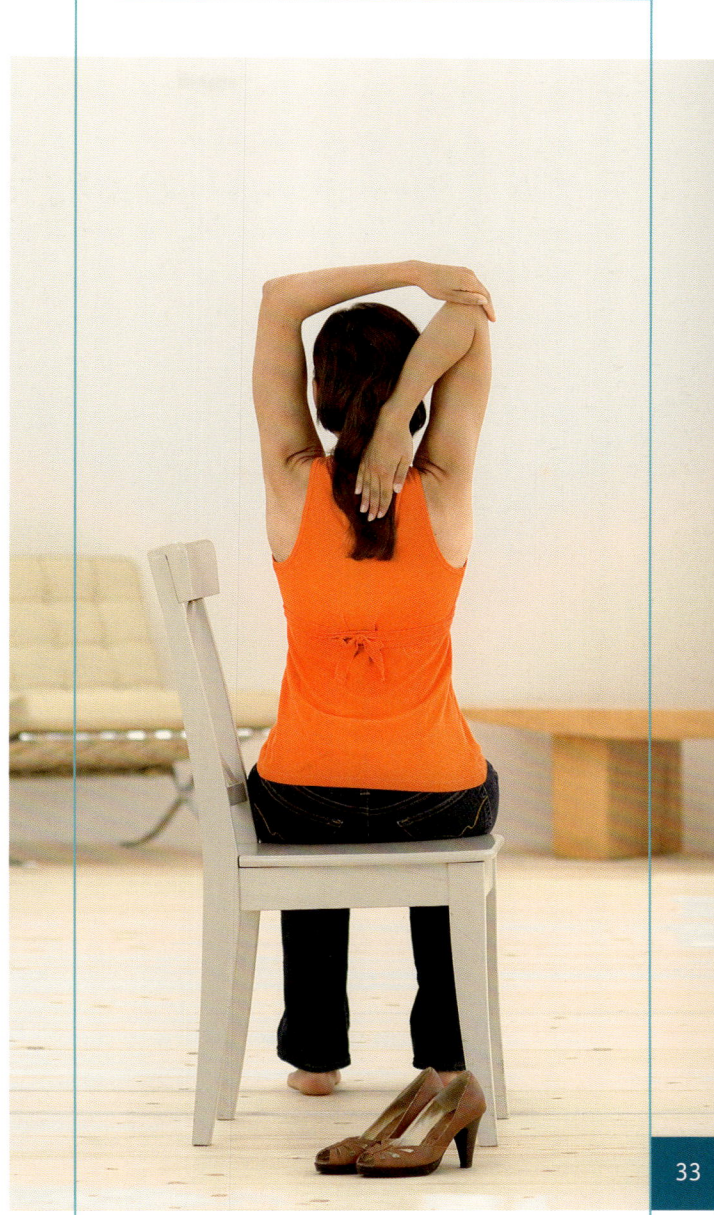

Übung 7: STRÄUBENDER KATER

WAS BRINGT DIESE ÜBUNG?

> mobilisiert die Wirbelsäule nach langem Stehen oder Sitzen; löst Verspannungen im Rücken
> schafft spezielles Bewusstsein für die Bewegungsmöglichkeit der Wirbelsäule

AUSFÜHRUNG

> Lassen Sie sich auf allen Vieren nieder. Die Hände befinden sich unter den Schultern, die Knie unter den Hüftgelenken.
> Mit dem Ausatmen wölben Sie den gesamten Rücken nach oben zur Decke wie ein aufgescheuch-

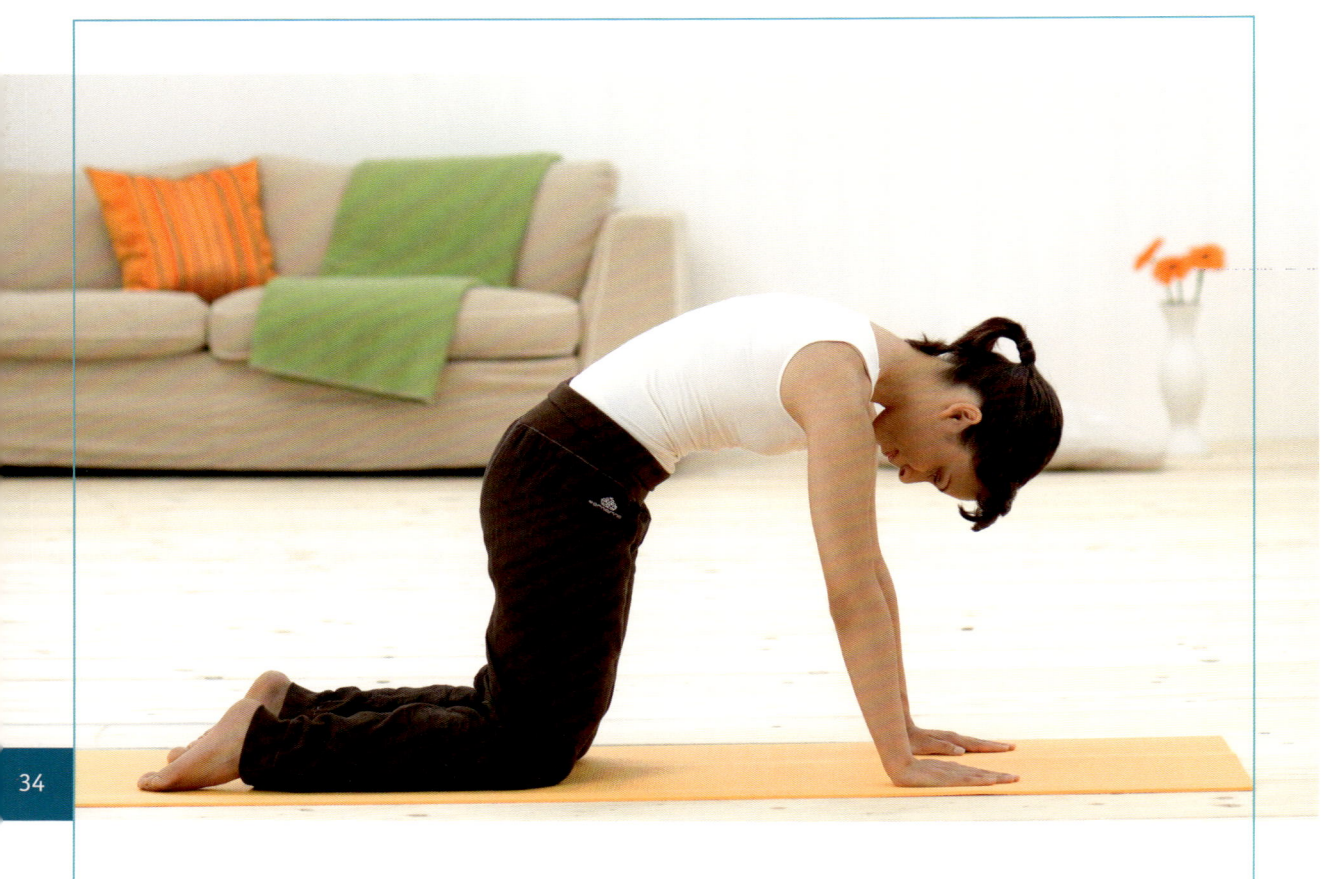

ter Kater. Steißbein und Bauchnabel einziehen, Kopf einrollen.

> Mit dem Einatmen bewegen Sie die Wirbelsäule zurück in die neutrale Vierfüßlerstellung. Kein Hohl-kreuz machen!

> 5 bis 10 Atemzüge lang diese Bewegung wieder-holen.

TIPP

> Versuchen Sie, über die gesamte Länge der Wir-belsäule – vom Steiß bis zum Nacken – eine harmo-nische und gleichmäßige Wölbung zu erreichen.

WENN SIE UNTERWEGS SIND

Diese leicht durchzuführende dynamische Mobilisa-tion für den Rücken und seine Wirbelsäule ist eine wunderbare Übung für alle Gelegenheiten.

AUSFÜHRUNG

> Setzen Sie sich auf einen Stuhl oder eine Bank. Die Beine sind stabil hüftbreit aufgestellt. Die Hände liegen locker auf den Knien.

> Mit dem Einatmen bewusst aufrichten und den Rumpf nach oben strecken.

> Mit dem Ausatmen nach vorn abrollen und »in sich zusammensinken«. Das Sinken unterstützt die Ausatmung, bis keine Luft mehr in der Lunge ist.

> 5 bis 10 ruhige Atemzüge lang wiederholen.

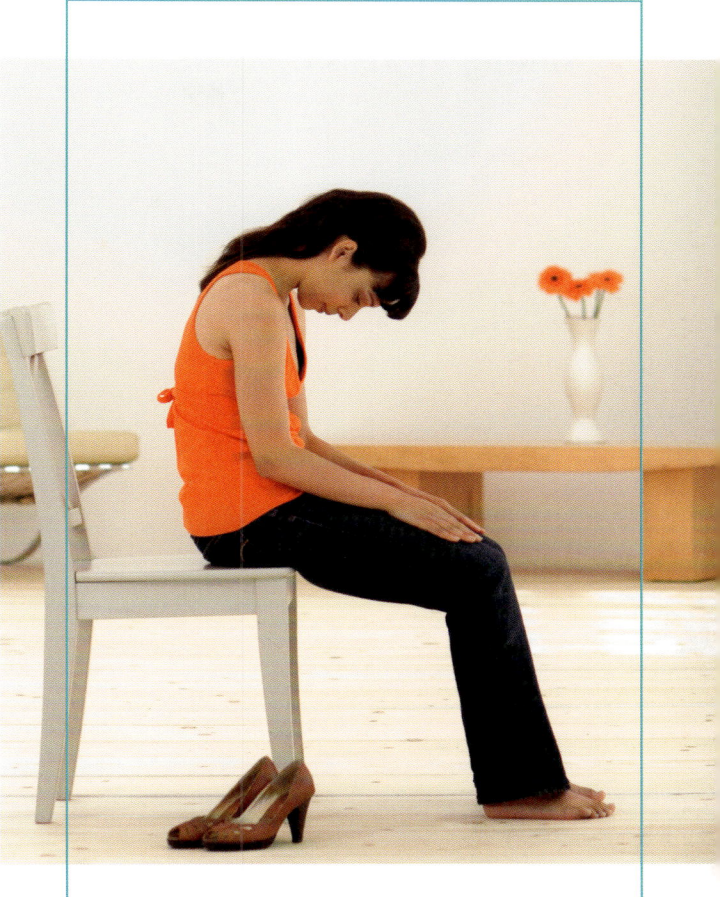

Gedankliche Ausrichtung

Stellen Sie sich die fließenden Bewegungen der Wirbelsäule wie sanfte Meereswellen vor, die sich langsam aufbauen, auf einen weißen Sandstrand treffen und dort in die Tiefe sinken.

Übung 8: UMGEDREHTES V

WAS BRINGT DIESE ÜBUNG?

> kräftigt die Handgelenke und die Muskeln der Arme und Schultern
> dehnt die Rückseite der Beine, entstaucht und entlastet die Lendenwirbelsäule
> streckt den Rücken, weitet den Brustkorb und verbessert die Atmung im Alltag
> beruhigt den Geist, hebt die Stimmung und erfrischt den ganzen Körper nach ermüdenden Arbeiten

AUSFÜHRUNG

> Gehen Sie in den Vierfüßlerstand und setzen Sie die Hände etwas weiter vorn auf. Die Finger sind gespreizt, die Mittelfinger zeigen nach vorn.
> Mit dem Ausatmen das Gesäß nach hinten-oben schieben und die Beine strecken.
> Drücken Sie kraftvoll mit den Händen gegen den Boden, dabei die Arme strecken. Oberkörper und Arme bilden eine gerade Linie. Fersen sinken lassen.

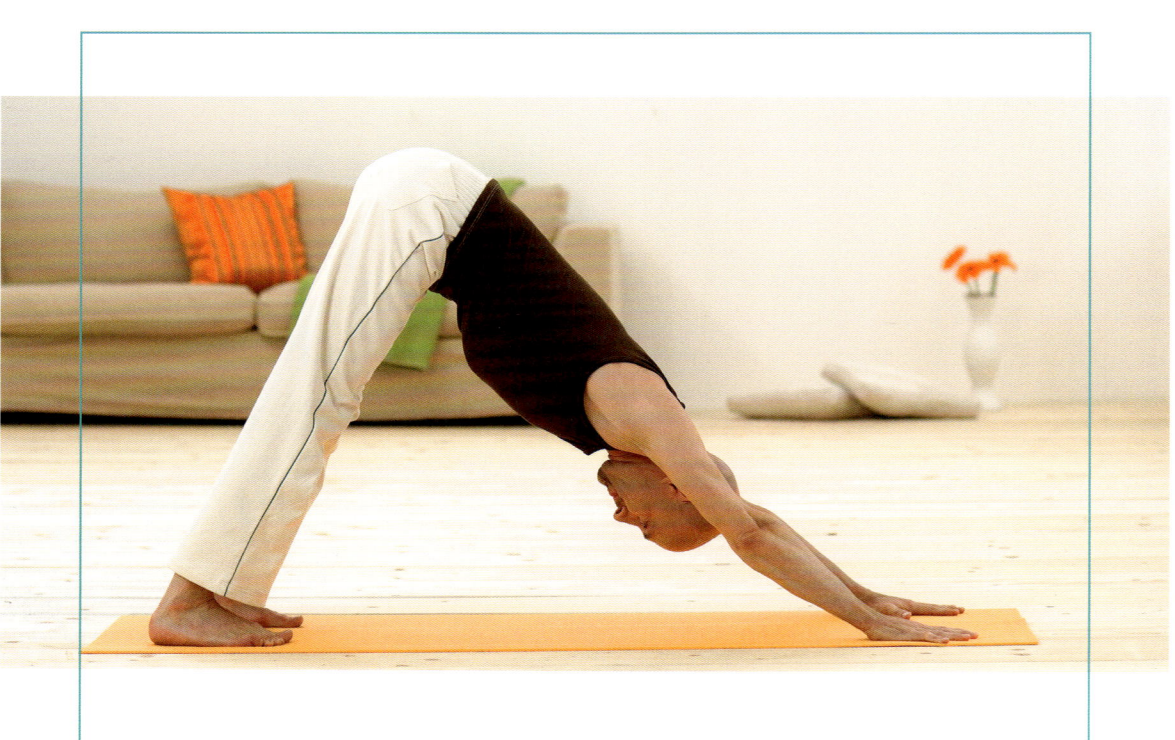

TIPP

> Der Rücken muss sich lang strecken. Versuchen Sie, den unteren Bauch in Richtung der Oberschenkel zu ziehen. Beine nur so weit strecken, dass der Rücken nicht rund wird.

WENN SIE UNTERWEGS SIND

Häufig fühlt man sich irgendwie beengt und man weiß nicht genau, wieso. Führt man diese Übung durch, entsteht oft ein befreiendes Gefühl. Danach kann man wieder klar denken.

AUSFÜHRUNG

> Stellen Sie sich etwa einen Meter entfernt vor einen Tisch oder die Lehne einer Parkbank.
> Wenn Sie einatmen, strecken Sie die Arme lang nach oben in den Himmel.
> Beim Ausatmen Beine etwas anwinkeln, Gesäß nach hinten schieben und die Hände auf dem Tisch oder der Lehne ablegen.
> Lassen Sie den Brustkorb Richtung Boden sinken, halten Sie die Arme und den Rücken aktiv lang. Strecken Sie die Beine und schieben Sie die Gesäßmuskeln nach hinten-oben, das dehnt die Rückseite der Beine.

Gedankliche Ausrichtung

Schöpfen Sie aus der unendlichen Kraft des Atems. Mit jedem Ausatmen werden Sie länger. Durch die tiefe Atmung wird der ganze Organismus mit frischem Sauerstoff versorgt. Spüren Sie diese belebende Wirkung und ein Gefühl von Leichtigkeit.

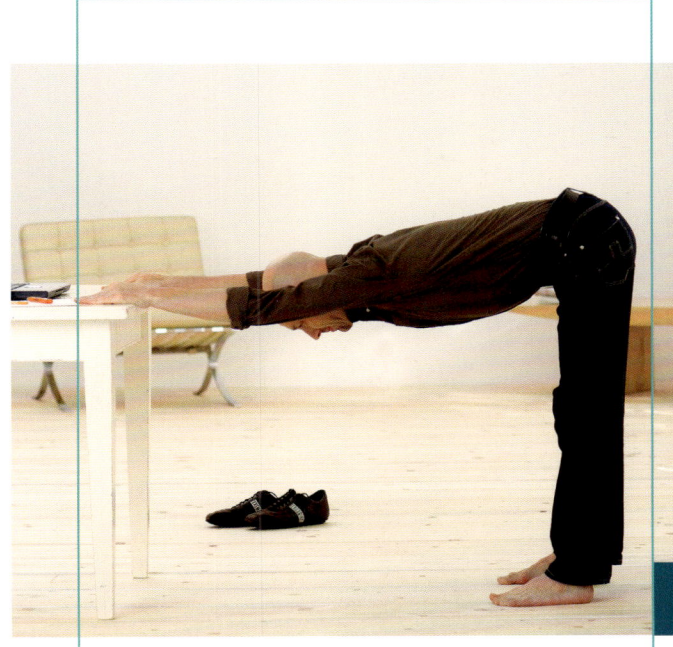

Übung 9: SCHLANGENKÖNIGIN

WAS BRINGT DIESE ÜBUNG?

> macht die Wirbelsäule beweglich und kräftigt die rumpfaufrichtende Muskulatur

> dehnt den Bauch, weitet den Brustraum und verbessert die Lungenkapazität

> Als besonders hilfreich erweist sich diese Übung bei Flach- und Rundrücken.

AUSFÜHRUNG

> Legen Sie sich bäuchlings auf den Boden, Beine sind ausgestreckt und hüftweit geöffnet, die Fußspanne auf dem Boden abgelegt.

> Stellen Sie die Hände dicht am Körper und halb unter den Schultern auf. Die Ellenbogen sind dabei eng am Brustkorb. Die Schulterblätter sanft in die »Hosentaschen« gleiten lassen.

> Mit dem Einatmen Kopf und Brustbein anheben, Brustkorb nach vorn und zur Seite weit werden lassen. Den Hinterkopf in Verlängerung des Nackers halten. Das Kinn etwas einziehen.

> Ruhig und dennoch tief in den Brustkorb atmen.

TIPP

> Heben Sie den Rumpf nur so weit, wie es die Rückenmuskeln allein bewältigen können, also nicht mit den Händen in den Boden drücken.

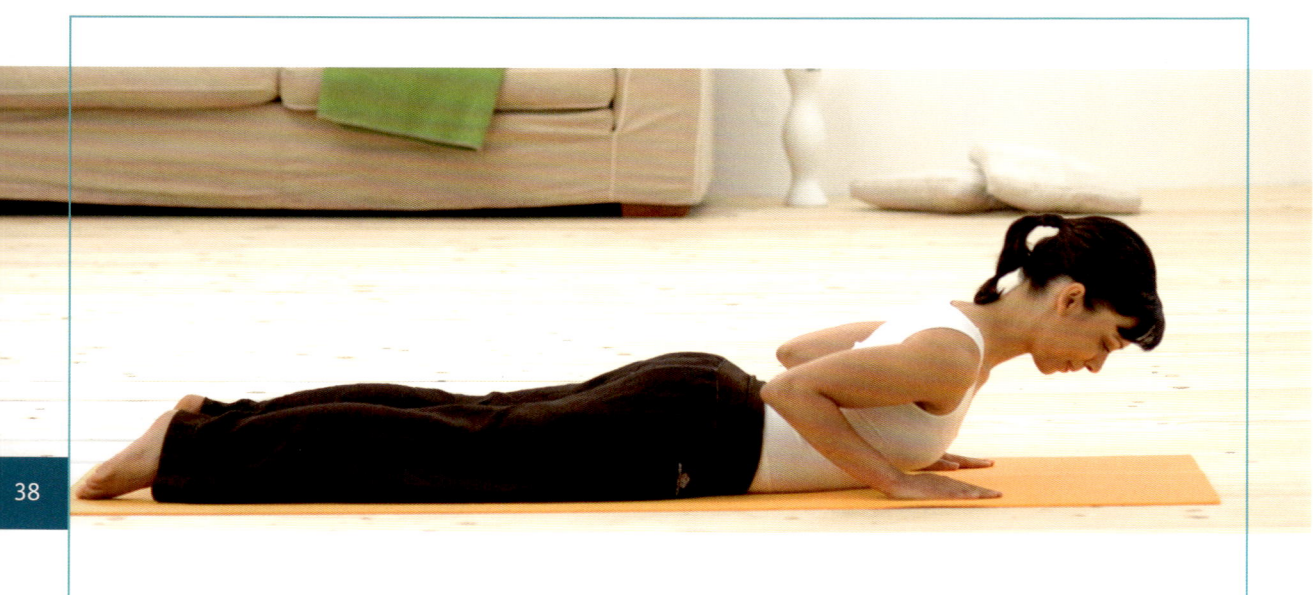

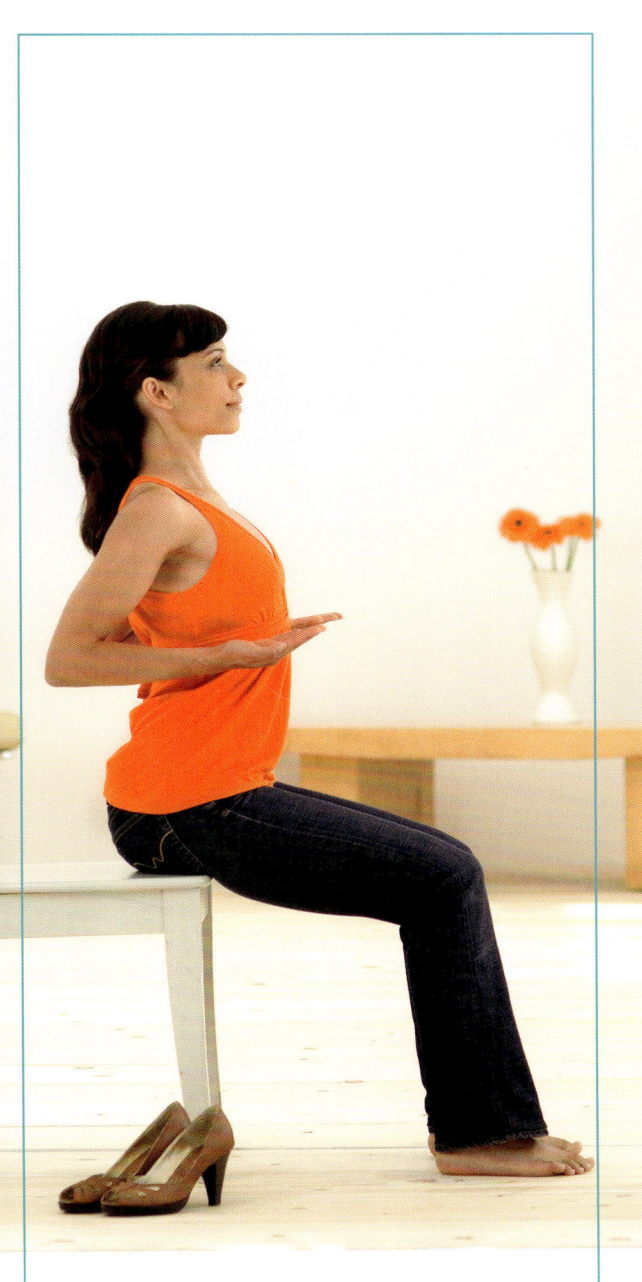

WENN SIE UNTERWEGS SIND

Die »Schlangenkönigin« ist für die westliche Indus-
triebevölkerung besonders relevant, da wir gewöhnlich ständig etwas nach vorn gebeugt sind und
uns selten wirklich aufrichten, ob beim Arbeiten am
Schreibtisch, bei Hausarbeiten oder bei zahlreichen
Sportarten.

AUSFÜHRUNG

> Setzen Sie sich stabil auf einen Stuhl oder eine
stuhlhohe Bank. Stellen Sie die Beine rechtwinklig
und etwa hüftbreit auf.
> Die Arme sind angewinkelt und liegen eng am
Rumpf. Die Handflächen nach oben drehen.
> Mit dem Einatmen strecken Sie Ihre Brust stolz
nach vorn und oben und ziehen gleichzeitig die
Schulterblätter am Rücken eng zusammen. Die
Ellenbogen dabei weit nach hinten schieben.

Gedankliche Ausrichtung

*Eine Schlange bewegt sich elegant und ge-
schmeidig am Boden. Sie kann aber auch
starr und unbeweglich bleiben und so verschiedene Situationen abwartend beobachten. Eine Schlange ist weise, denn sie weiß,
dass sie nicht immer zum Kampf ansetzen
muss. Manchmal ist ein Nachgeben schlichtweg klüger. Stimmt's?*

Übung 10: GESPANNTER BOGEN

WAS BRINGT DIESE ÜBUNG?

> macht Wirbelsäule und Schultern beweglich

> dehnt die Leisten und den Bauch

> weitet den Brustkorb und verbessert die Atem-
kapazität im Alltag

> regt die Bauchorgane an und fördert die Ver-
dauung

AUSFÜHRUNG

> Legen Sie sich auf den Bauch und stützen Sie sich
mit dem linken Unterarm am Boden ab.

> Beugen Sie das rechte Bein und fassen Sie das
Fußgelenk mit der rechten Hand.

> Nun spannen Sie den Bogen: Brustbein nach vorn
oben ziehen, Schultern von den Ohren weg bewe-
gen, gebeugtes Knie nach hinten ausstrecken und
vom Boden abheben, Ferse vom Gesäß entfernen.

TIPP

> Zwickt es im unteren Rücken, dann lassen Sie den
Oberkörper am Boden liegen, Stirn auf dem Unterarm ablegen.

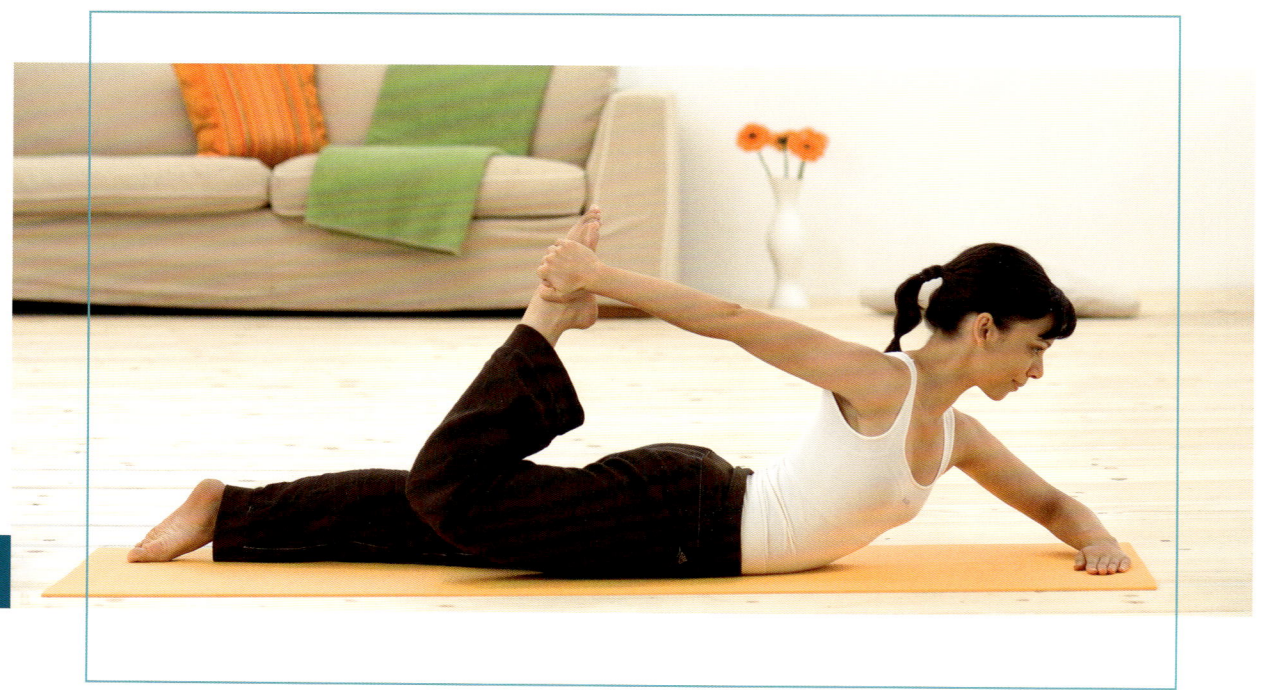

WENN SIE UNTERWEGS SIND

Führen Sie diese Alternativübung durch, wenn Sie keine Möglichkeit haben, sich auf den Boden zu legen. Gut zur Verbesserung des Gleichgewichts.

AUSFÜHRUNG

> Stellen Sie sich aufrecht hin. Beugen Sie das rechte Bein nach hinten an und greifen Sie das Fußgelenk. Ziehen Sie die Ferse an das Gesäß.
> Heben Sie mit dem Einatmen den linken Arm gestreckt nach oben an.
> Halten Sie beide Knie eng zusammen. Brustbein nach oben wandern lassen.

TIPP

> Üben Sie jeden Schritt sehr langsam, damit Sie das Gleichgewicht halten können.
> Üben Sie intensiver, indem Sie den Rumpf mit langer Wirbelsäule nach vorn neigen und gleichzeitig das Knie hinten weiter anheben. Spüren Sie den Bogen, den Sie damit spannen.

Gedankliche Ausrichtung

Richten Sie den Pfeil, der sich in der Sehne des Bogens spannt, auf ein genaues Ziel. Spüren Sie Ihr eigenes Ziel als einzige Absicht. Fixieren Sie Ihre Gedanken.

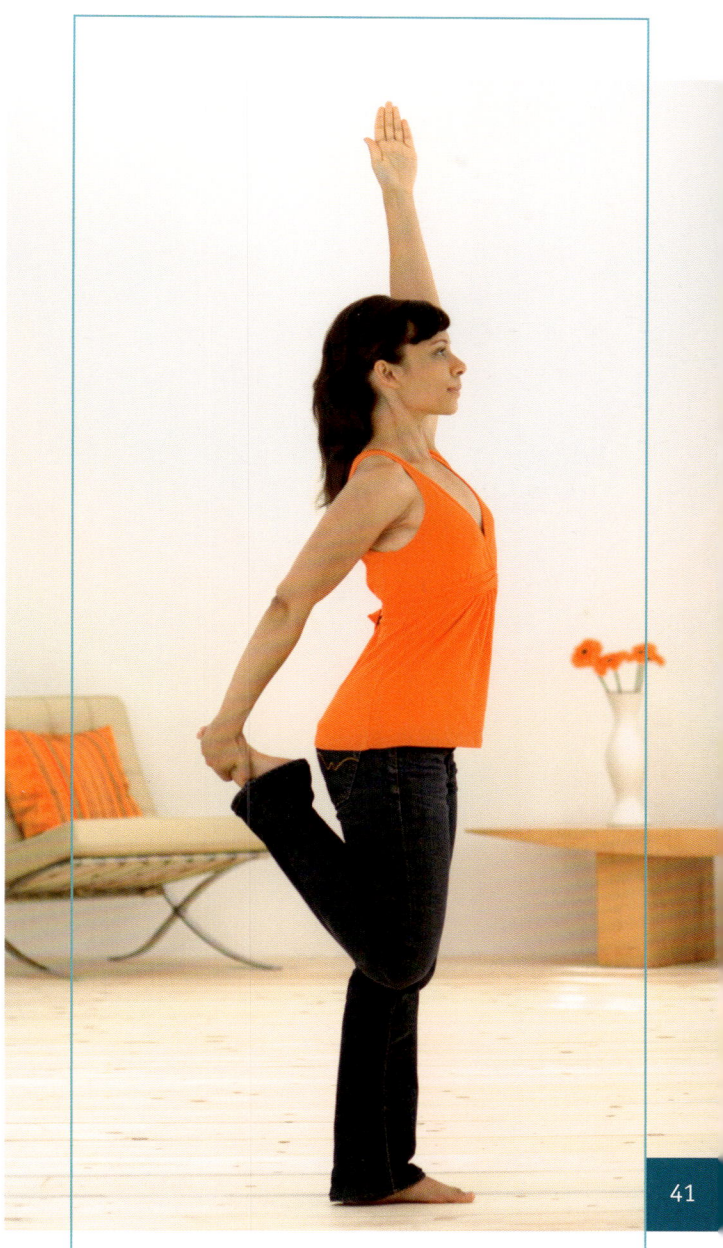

41

Übung 11: STABILES EICHENBRETT

WAS BRINGT DIESE ÜBUNG?

> vitalisiert und regt den Kreislauf an
> kräftigt die Muskeln des Rumpfes (Rücken, Bauch), der Arme und des Schultergürtels
> verbessert die körperliche Ausrichtung
> stärkt Durchhaltevermögen und Selbstbewusstsein

AUSFÜHRUNG

> Gehen Sie in den Vierfüßlerstand. Die Knie sind genau unter den Hüftgelenken und die Hände unter den Schultern. Die Wirbelsäule ist in ihrer natürlichen Schwingung fixiert. Schulterblätter in die »Hosentaschen« ziehen.

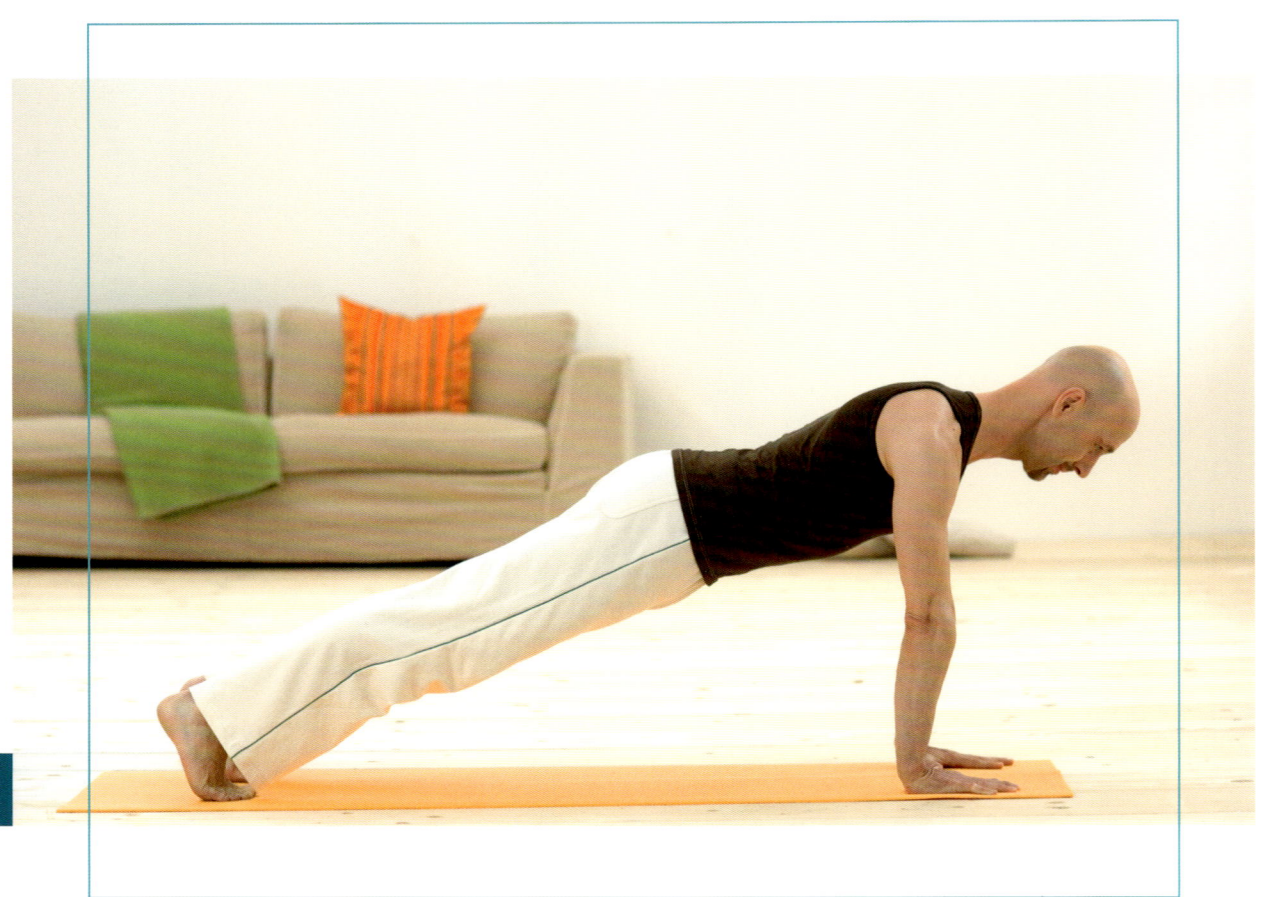

> Ohne die Ausrichtung des Rumpfes zu verändern, strecken Sie nun ein Bein nach hinten und setzen es auf dem Fuß auf, dann folgt das zweite.

> Beine anspannen. Im Rücken nicht durchhängen und auch das Gesäß nicht zu hoch halten. Der ganze Körper soll eine gerade Linie bilden, so wie ein Brett frisch aus dem Sägewerk.

TIPP

> Spannen Sie die Beckenbodenmuskeln an, das erleichtert die »gerade Linie«.

WENN SIE UNTERWEGS SIND

Wenn Sie Yoga üben, um insbesondere Ihre Körpermuskeln zu kräftigen, dann darf diese Allround-Übung nicht fehlen. Führen Sie sie einfach überall dort aus, wo Sie eine Stützmöglichkeit vorfinden. Je höher die Stütze ist, desto einfacher wird die Übung, je tiefer, desto schwieriger.

AUSFÜHRUNG

> Stützen Sie sich mit den flachen Händen auf eine Tischplatte oder Sitzfläche eines Stuhles. Die Arme sind senkrecht, die Schultern von den Ohren weg gezogen.

> Stellen Sie die Beine so weit nach hinten auf die Zehenspitzen, dass der gesamte Körper eine brett-gerade Linie bildet.

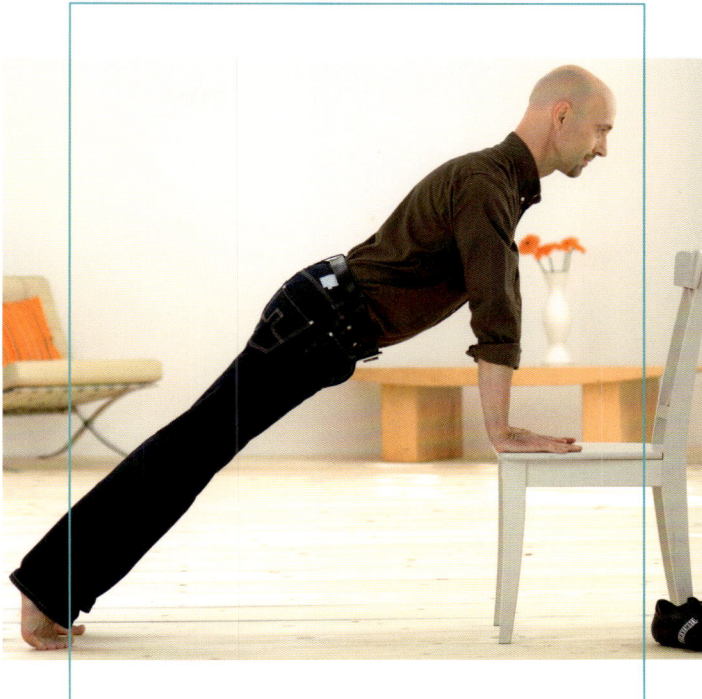

> Beine sind fest, der Beckenboden angespannt. Das Becken nicht durchhängen lassen!

> Wirbelsäule über den Nacken verlängern.

Gedankliche Ausrichtung

Stellen Sie sich vor, wie sich Ihre Muskeln – ähnlich einem Kompressionsverband – fest um die Oberschenkelknochen wickeln. Die Muskeln auf der Vorder- und Rückseite des Körpers sind symmetrisch aktiv. Der Atem gibt die nötige Kraft.

Übung 12: SEITLICHES BRETT

WAS BRINGT DIESE ÜBUNG?

> kräftigt sämtliche Rumpfmuskeln
> stärkt Hand-, Arm- und Schultermuskeln
> schult die körperliche Ausrichtung
> verbessert die Körperhaltung im Alltag
> steigert das Konzentrationsvermögen

AUSFÜHRUNG

> Beginnen Sie mit Übung 11 auf S. 42.
> Aus dieser Haltung heraus lösen Sie die rechte

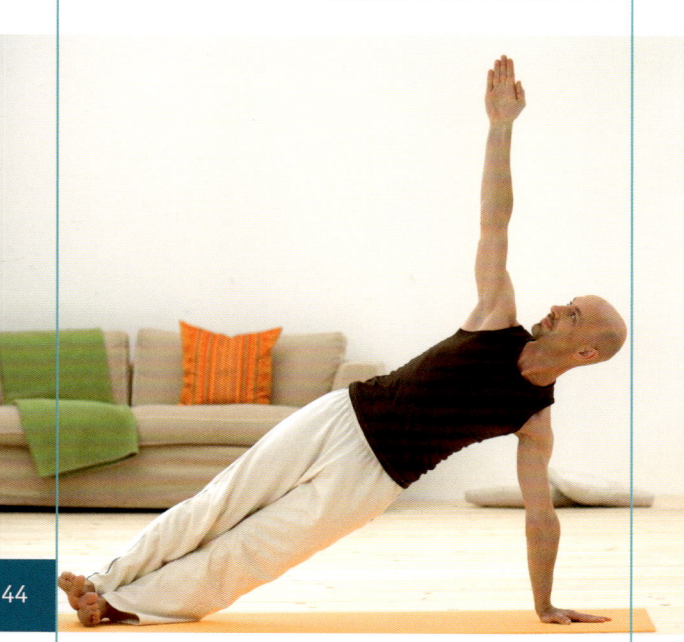

Hand vom Boden und drehen sich nach rechts auf.
> Rollen Sie die Füße zur Seite und legen Sie sie genau übereinander. Fußspitzen anziehen.
> Spannen Sie kraftvoll die Beine und die Beckenbodenmuskeln an. Drücken Sie mit dem stützenden Arm kraftvoll in den Boden und strecken Sie den freien senkrecht nach oben zur Decke.
> Bilden Sie dabei eine brettgerade Linie, das Becken nicht durchhängen lassen!

TIPP

> Wenn Sie eine neue körperliche Herausforderung suchen, heben Sie das oben liegende Bein etwa 50 Zentimeter an (siehe Variation rechts). Stabilität nicht verlieren!

WENN SIE UNTERWEGS SIND

Genau wie die vorangegangene Übung ist diese eine exzellente Ganzkörperstabilisationsübung. Diesmal ist es allerdings schwieriger, da Sie ein Bein zur Seite anheben. Testen Sie doch einmal Ihre Kraft.

AUSFÜHRUNG

> Stützen Sie sich seitlich und etwas schräg mit einem Arm gegen einen stabil stehenden Tisch oder

einen anderen Gegenstand. Den Stützarm fest und lang halten.

> Den freien Arm in der Hüfte ablegen.

> Entweder beide Beine und Füße übereinander liegen lassen oder, wie in unserem Beispiel, das obere Bein anheben. Beide Beine auf jeden Fall fest anspannen und mit der Hüfte nicht Richtung Boden absinken.

Gedankliche Ausrichtung

Bei schwierigen Stützhaltungen ist es hilfreich, wenn man an seine eigene physische und psychische Kraft glaubt. Helfen Sie sich mental mit einem ruhigen und gleichmäßig fließenden Atem. Kämpfen Sie nicht! Glauben Sie an sich! Streben Sie nach oben!

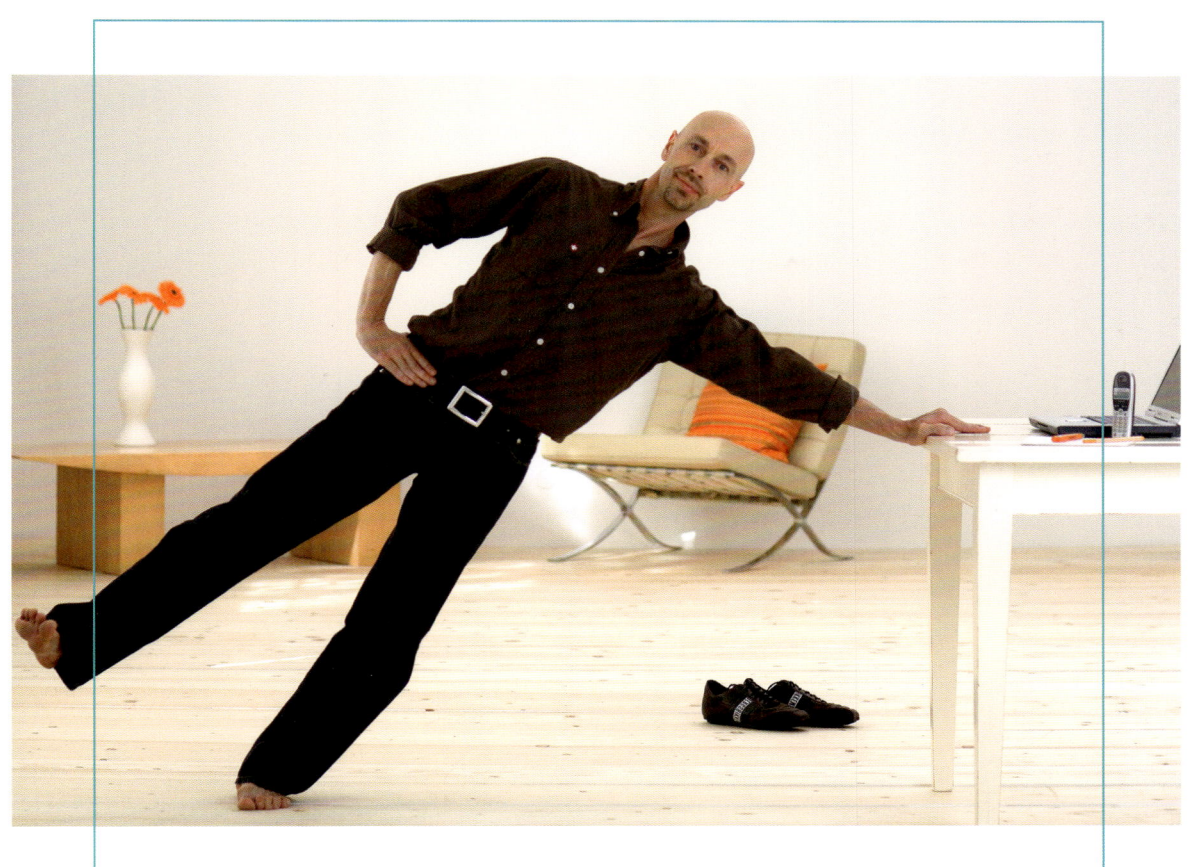

Übung 13: BAUM DER RUHE

WAS BRINGT DIESE ÜBUNG?

> kräftigt Füße, Beine und Hüften
> verbessert die Standkraft und den Gleichgewichtssinn
> beruhigt den Geist und fördert das Konzentrationsvermögen
> eignet sich hervorragend, wenn ein aufregendes Ereignis bevorsteht oder bei allgemeiner Nervosität

AUSFÜHRUNG

> Stellen Sie sich anfangs mit geschlossenen Füßen hin, schließen Sie die Augen und atmen Sie einige Male ruhig ein und aus. Dann öffnen Sie die Augen.
> Gewicht auf das linke Bein verlagern und die Fußsohle fest im Boden verwurzeln.
> Rechtes Knie anheben und nach außen drehen. Rechte Fußsohle so weit oben wie es geht an die linke Oberschenkelinnenseite anlegen.
> Arme weich nach oben strecken, Hände schließen. Ruhig dem Fluss des Atems lauschen.

TIPP

> Wichtig für das Gleichgewicht: Drücken Sie den Fuß fest gegen den Oberschenkel, aber auch die Muskeln des Oberschenkels fest gegen die Fußsohle. Oberkörper aufrichten und lang halten.

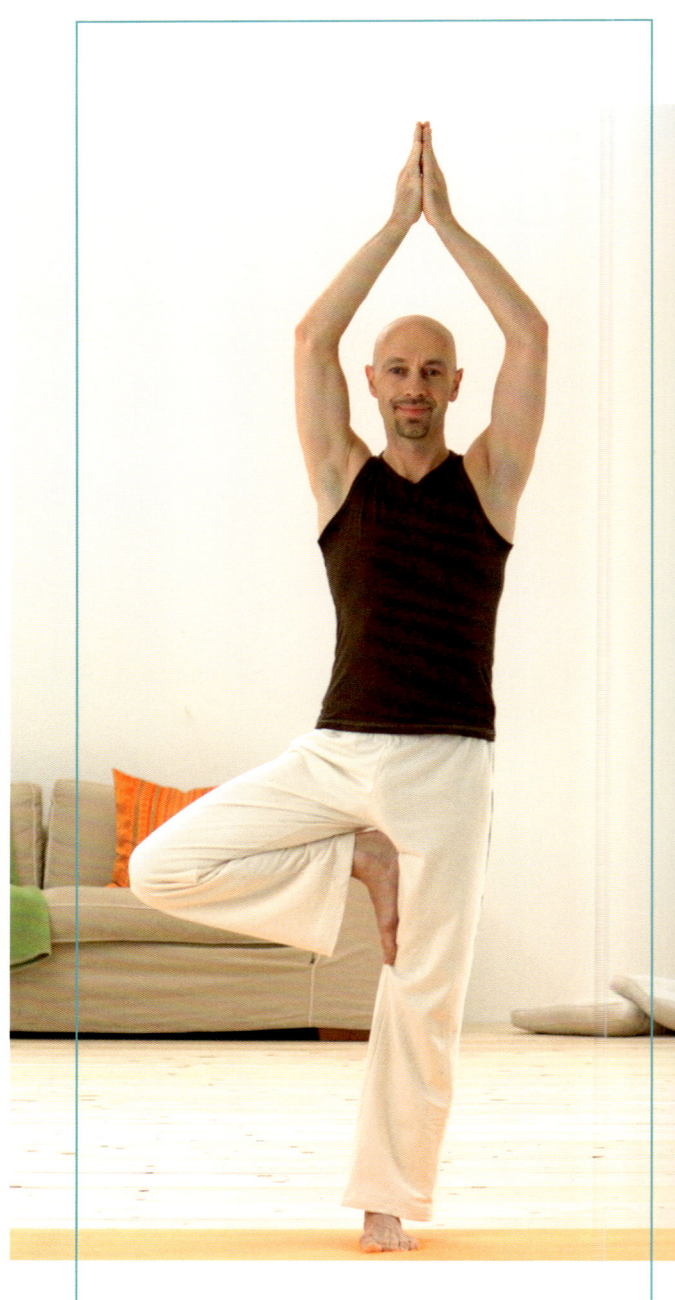

WENN SIE UNTERWEGS SIND

Folgende Variation können Sie an allen Orten, an denen Sie für kürzere oder längere Zeit stehen müssen, beispielsweise beim Warten auf die U-Bahn oder den Bus, durchführen. Wetten, dass es niemandem auffällt, dass Sie gerade Ihre Yoga-übungen machen?

AUSFÜHRUNG

> Stellen Sie sich aufrecht und gerade hin. Strecken Sie aktiv den Rumpf, aber machen Sie dabei kein Hohlkreuz !

> Winkeln Sie ein Bein etwas an, drehen Sie das Knie nach außen und stellen Sie die Ferse an den Innenknöchel des Standbeins.

> Das Standbein ist fest und lang. Die Becken-bodenmuskeln etwas anspannen, das gibt eine bessere körperliche Kernstabilität und somit einen sichereren Stand.

> Schultern sind locker. Arme an den Rumpfseiten hängen lassen oder seitlich etwas wegstrecken.

TIPP

> Je nachdem welche Schuhe Sie gerade tragen, können Sie auch das Knie des angewinkelten Beines vorn lassen. Also, einfach nur die Ferse heben und die Zehenspitzen leicht am Boden lassen.

Gedankliche Ausrichtung

Fühlen Sie sich wie ein Baum, der im Wald steht. Die jungen, labilen Bäume bekommen Schutz von großen und starken. Alle Bäume teilen das Wasser, das sich in der Erde befindet. Keiner beansprucht alles für sich allein.

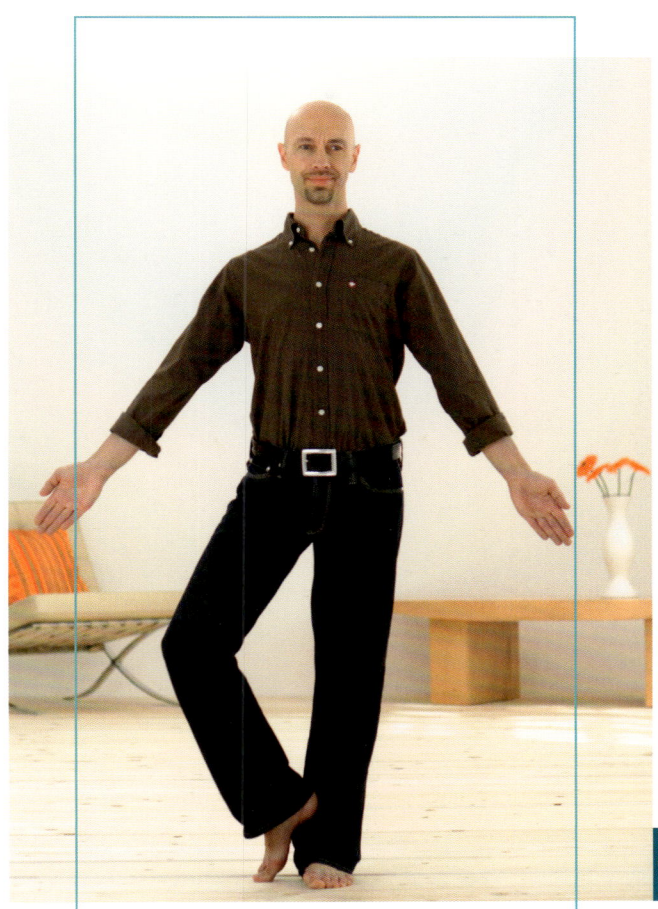

Übung 14: MACHTVOLLE HALTUNG

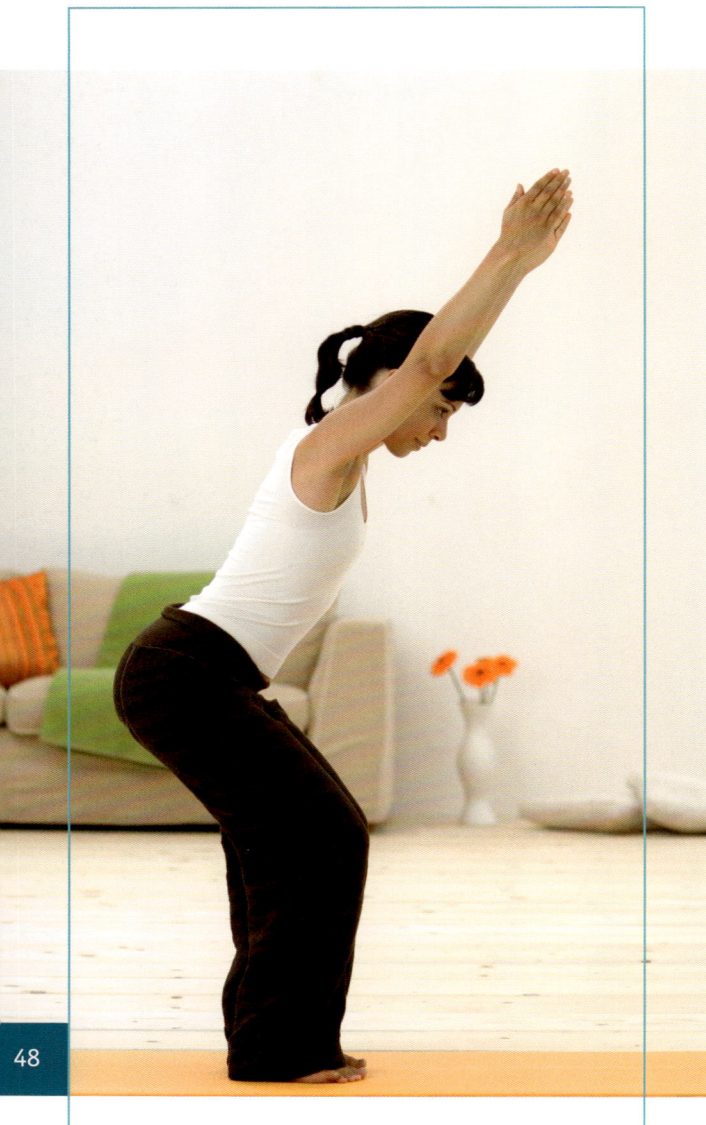

WAS BRINGT DIESE ÜBUNG?

> kräftigt den gesamten Rücken und die Muskeln der Oberschenkel und des Gesäßes
> stärkt die Arme und die Schultern
> verleiht allgemein mehr Energie
> fördert das Durchhaltevermögen und steigert das Selbstbewusstsein

AUSFÜHRUNG

> Stellen Sie sich in den aufrechten Stand, die Füße sind hüftbreit auseinander.
> Einatmen und die Arme nach oben strecken, ausatmen und die Beine beugen. Hierbei das Gesäß nach hinten schieben, als würden Sie sich auf einen Stuhl setzen wollen, der aber zu weit entfernt hinter Ihnen steht.
> Den Rücken strecken, die Fersen mehr als die Vorfüße belasten, die Knie parallel halten und nicht zusammendrücken.
> Rumpf und Arme bilden eine gerade Linie.

TIPP

> Wenn Sie häufig unter Nackenverspannungen leiden, legen Sie die Arme seitlich am Rumpf an und strecken Sie sie lang nach schräg unten.

WENN SIE UNTERWEGS SIND

Manch einer unter uns kennt diese Übung in ähnlicher Ausführung sicherlich noch aus der guten alten Skigymnastik. Tatsächlich eignet sich die »machtvolle Haltung« bestens zur Saisonvorbereitung.

AUSFÜHRUNG

> Setzen Sie sich auf einen Stuhl, einen Hocker oder auf eine Bank vorn an die Kante. Die Beine sind hüft- bis schulterbreit und etwa im rechten Winkel aufgestellt.

> Einatmend die Arme heben, ausatmend den gestreckten Rumpf nach vorn neigen. Rücken lang lassen!

> Wenn der Rumpf in Position gebracht ist, stemmen Sie die Füße fest in den Boden, so als würden Sie aufstehen wollen, es aber nicht tun.

TIPP

> Achten Sie darauf, dass Sie beide Beine gleichmäßig kraftvoll in den Boden drücken.

Gedankliche Ausrichtung

Mit dieser Übung geben Sie sich selbst festen Halt, stehen mit beiden Beinen eigenständig und aktiv im Leben. Nicht immer benötigt man eine Stütze von »außen«. Sie schaffen es!

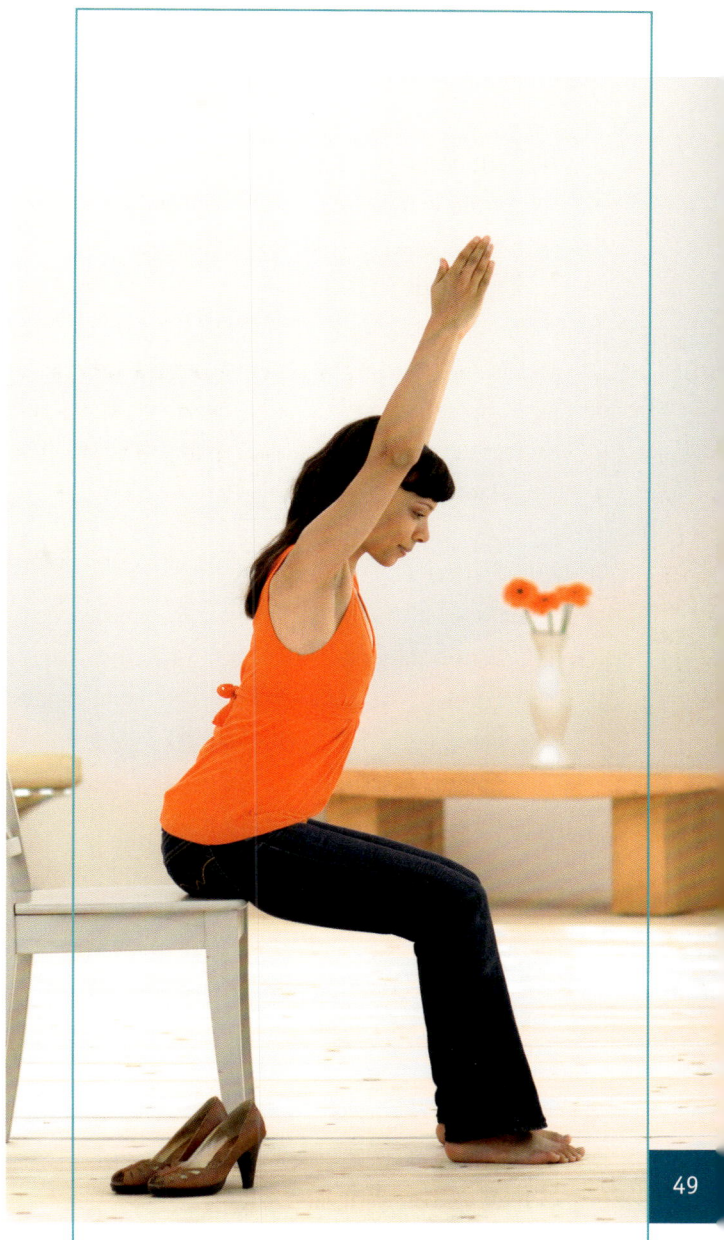

49

Übung 15: GESTRECKTES DREIECK

WAS BRINGT DIESE ÜBUNG?

> stärkt die Vorderseite der Oberschenkel und
dehnt die Rückseite; kräftigt die Muskeln des
Rückens und der Füße; dehnt das Gewebe seitlich der Wirbelsäule

> mobilisiert die Hüften und dehnt die Flanken
des Rumpfes

> weitet den Brustkorb seitlich und verbessert
dadurch auch die Atemkapazität im Alltag

AUSFÜHRUNG

> Stellen Sie sich eine Beinlänge auseinander in
die Grätsche. Den linken Fuß 90 Grad ausdrehen,
den rechten etwas eindrehen. Beide Oberschenkel
anspannen, Füße lang und im Boden verankern.

> Arme seitlich schulterhoch ausstrecken, Hüfte
nach rechts schieben.

> Mit dem Ausatmen den Rumpf lang über das linke
Bein beugen und die linke Hand am Schienbein an-
legen, nicht zu stark abstützen. Den rechten Arm
nach oben strecken. Den Oberkörper behutsam
nach rechts aufdrehen.

TIPP

> Strecken Sie den Brustkorb, aber vermeiden Sie
die Bildung eines zu starken Hohlkreuzes.

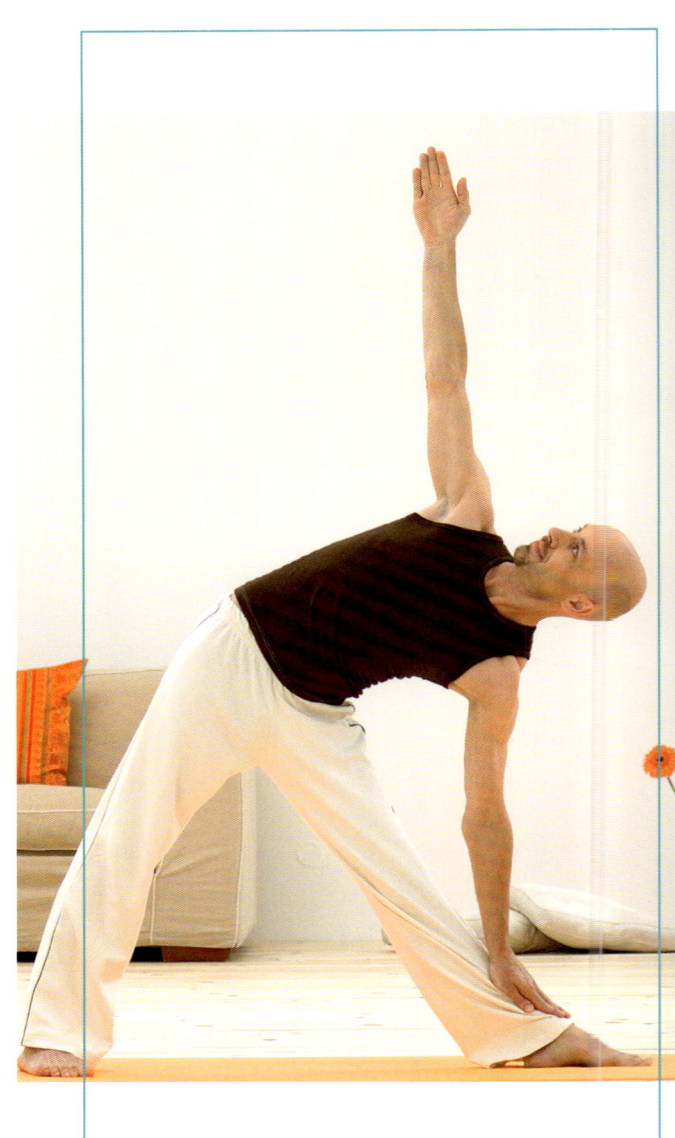

WENN SIE UNTERWEGS SIND

Diese Übung ist auf der ganzen Welt als wichtige Stehhaltung im Yoga anerkannt. Die Ausdehnung der Glieder und des Rumpfes formt verschiedene stabile Dreiecke und lehrt auf diese Weise die perfekte körperliche Ausrichtung. Hier nun eine Variante mit Stuhl.

AUSFÜHRUNG

> Setzen Sie sich auf die vordere Kante eines Stuhles, die Beine bis zur Dehnung weit grätschen, Füße ausdrehen, der Rumpf bleibt gerade.
> Mit dem Einatmen die Arme schulterhoch anheben, beim Ausatmen nach links neigen und den linken Arm am linken Unterschenkel anlegen.
> Brustkorb strecken, den rechten Arm lang nach oben schieben.

Gedankliche Ausrichtung

Lassen Sie in dieser Haltung Ihren Brustkorb weit werden. Mit dieser Weite öffnet sich auch Ihr Herz. Denken Sie an die symbolische Kraft und Stabilität des Dreiecks.

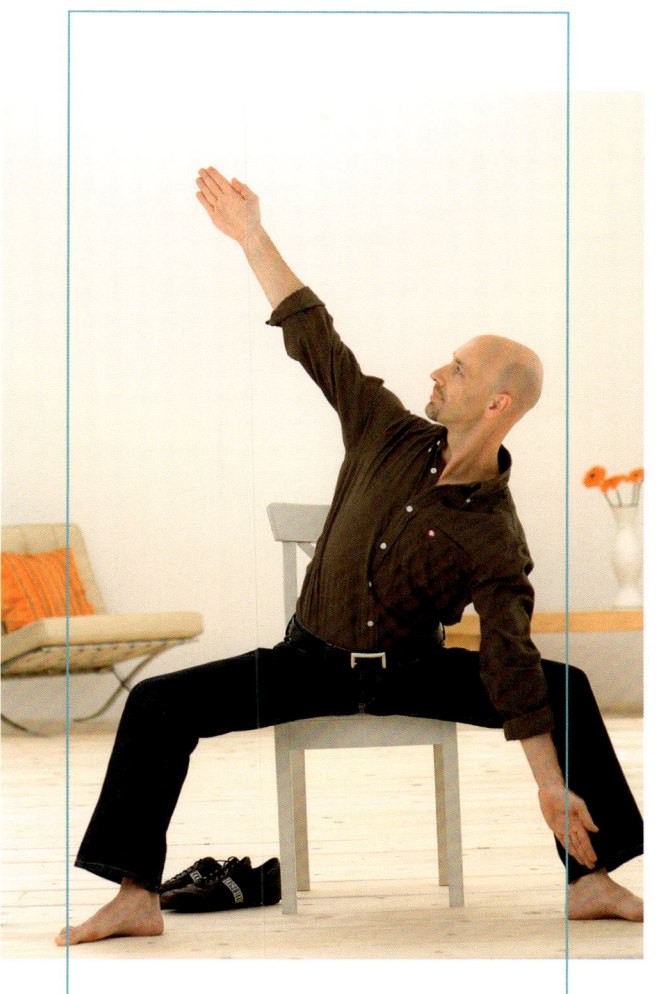

TIPP

> Als etwas weniger intensive Variante können Sie auch den linken Ellenbogen auf dem linken Knie ablegen.

Übung 16: SIEGREICHER HELD

WAS BRINGT DIESE ÜBUNG?

> kräftigt Fuß-, Bein- und Armmuskulatur
> verbessert die Mobilität und die Beweglichkeit in den Hüften
> stärkt den Rücken, erweitert den Brustraum und verbessert das Atemvolumen
> Regelmäßig ausgeführt verleiht diese Haltung innere Kraft, mehr Selbstbewusstsein und Standhaftigkeit.

AUSFÜHRUNG

> Stellen Sie sich zuerst in einer weiten Grätsche hin. Heben Sie die Arme seitlich auf Schulterhöhe an.
> Dann den linken Fuß 90 Grad nach außen drehen, den rechten etwas nach innen.
> Nun, ohne den Rumpf in seiner Position zu ändern, das linke Bein so weit beugen, bis sich das Knie genau über der Ferse befindet. Das rechte Bein über die gesamte Länge fest in den Boden drücken.
> Rumpf lang machen, Schulterblätter entspannt nach unten sinken lassen, Arme seitlich verlängern.
> Den Blick nach links weit zum Horizont richten.

TIPP

> Je beweglicher Sie im Lauf der Zeit werden, desto weiter kann die Schrittstellung ausfallen. Verlieren Sie aber nicht die korrekte Ausrichtung von Beinen, Becken und Rumpf!

WENN SIE UNTERWEGS SIND

Diese Übung eignet sich hervorragend für Menschen, die viel sitzen müssen. Sie werden spüren, wie sich das eingeengte und verkürzte Gewebe dehnt. Eine Wohltat, die Sie sich mindestens einmal am Tag gönnen sollten!

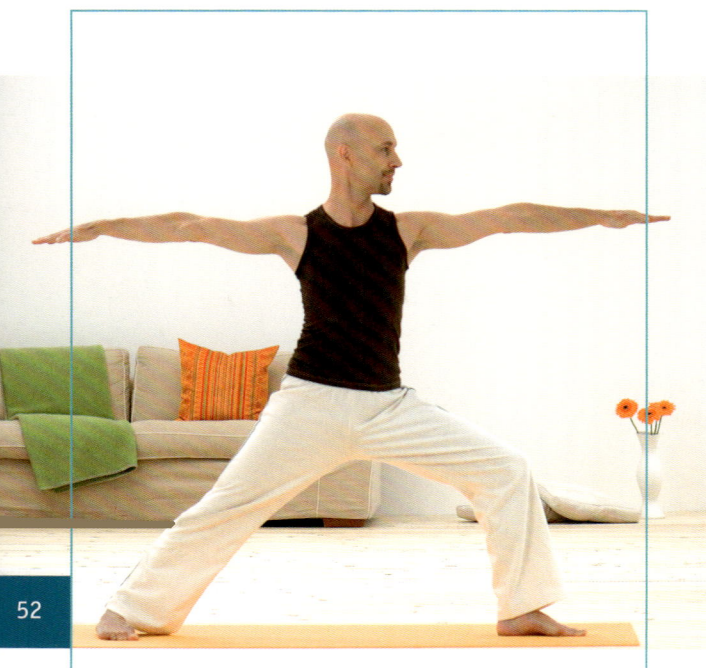

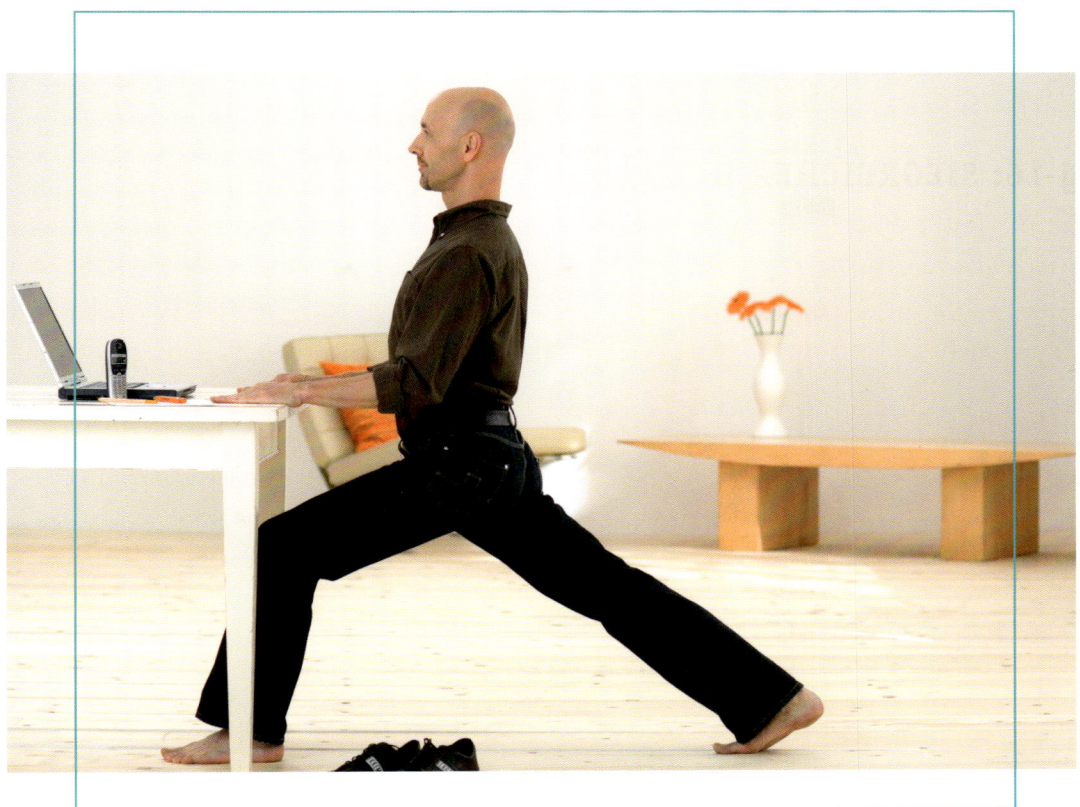

AUSFÜHRUNG

> Stellen Sie sich vor Ihren Schreibtisch und legen Sie die Hände flach auf die Platte.

> Machen Sie rechts einen weiten Ausfallschritt nach hinten. Zehen aufstellen, die Ferse anheben, das Bein kraftvoll anspannen und halten. Das linke Kniegelenk ist 90 Grad gebeugt und befindet sich unter der Tischplatte.

> Den Rumpf lang machen, das Brustbein wächst nach oben, der Brustkorb wird zu den Seiten hin weit. Die Schultern etwas nach hinten und die Schulterblätter an den hinteren Brustkorb saugen und gleichzeitig nach unten ziehen.

> Variieren Sie die Intensität, indem Sie das vordere Knie mehr oder weniger beugen.

Gedankliche Ausrichtung

Nehmen Sie kraftvollen Kontakt mit dem Boden auf und seien Sie erdhaft verbunden. Lenken Sie die Gedanken weg von der Anstrengung des Tages und hin zum »Glauben an sich selbst«.

Übung 17: STANDWAAGE

WAS BRINGT DIESE ÜBUNG?

> kräftigt Fuß- und Beinmuskulatur

> stärkt Rücken und Arme

> formt und strafft die großen und kleinen Gesäßmuskeln

> verbessert das Gleichgewichtsvermögen

> stärkt die Willens- und Durchhaltekraft

AUSFÜHRUNG

> Im Stand den linken Fuß im Boden verankern und das Bein stabil anspannen. Der Oberkörper bleibt vorerst aufrecht, die Arme bleiben am Rumpf.

> Mit dem Ausatmen den Rumpf aus den Hüften nach vorn beugen. Zeitgleich das rechte Bein im gleichen Verhältnis anheben.

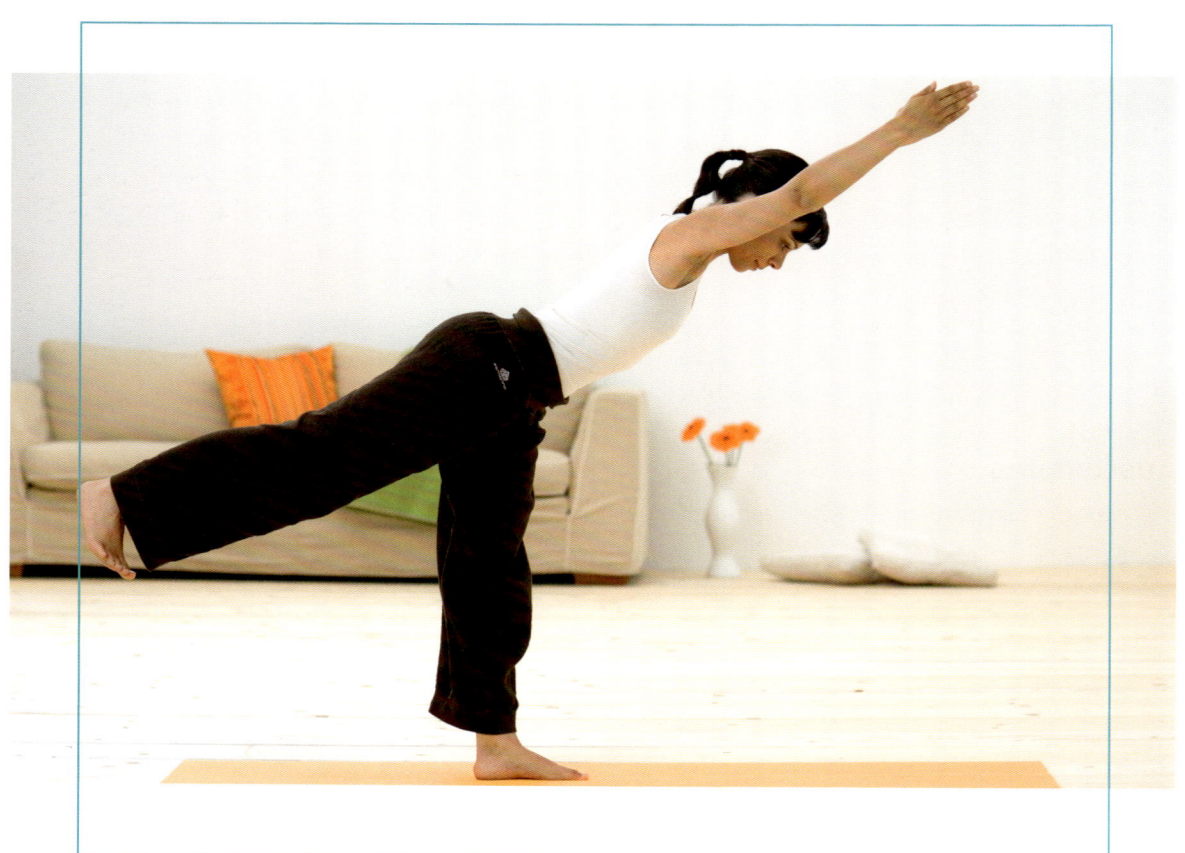

> Mit einem der nächsten Einatemzüge die Arme lang nach vorn ausstrecken. Die Handflächen zeigen zueinander. Die Arme, der Rumpf und das gehobene Bein bilden eine gerade Linie. Nur so weit nach vorn neigen, wie diese gerade Linie erhalten bleibt.

TIPP

> Wenn Sie eine Wand in der Nähe haben, legen Sie beide Hände nach vorn dort an. Das erleichtert diese Übung enorm. Mit wachsendem Gleichgewichtsvermögen zentimeterweise von der Wand entfernen und weniger stützen.

WENN SIE UNTERWEGS SIND

Yogahaltungen im Stand eignen sich besonders gut, wenn Sie einen sitzenden Beruf haben. Sie schaffen einen sinnvollen Ausgleich zu einem überwiegend unbewegten Alltag.

AUSFÜHRUNG

> Stellen Sie sich etwa einen Meter vom Tisch entfernt auf.

> Rechtes Bein beugen, Hände auf die Tischplatte legen, linkes Bein fest gestreckt nach hinten anheben und die Ferse wegschieben.

> Beugen Sie mit dem Ausatmen den Rumpf so weit vor und heben Sie das hintere Bein so weit an, bis

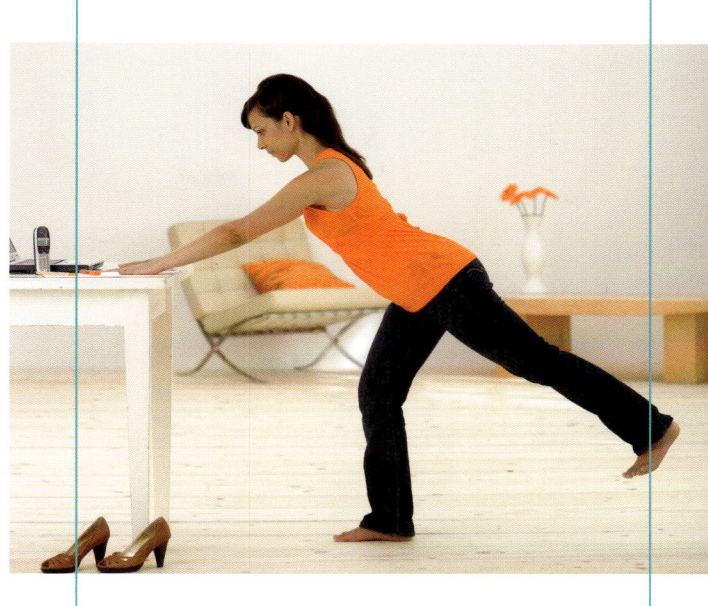

Rumpf und Bein eine Linie bilden. Arme locker und nur für das nötige Gleichgewicht aufstützen.

TIPP

> Etwas schwieriger wird es, wenn Sie einen Arm nach vorn oben ausstrecken. Probieren Sie mal den rechten, mal den linken Arm.

Gedankliche Ausrichtung

Bleiben Sie mit dem Standbein fest auf der Erde verankert, so wie Sie auch im Leben fest stehen und stabil sein sollen. Öffnen Sie sich geduldig den Anforderungen und Prüfungen, die das Leben an Sie stellt.

Übung 18: BEINSTRECKER

WAS BRINGT DIESE ÜBUNG?

> dehnt die komplette Rückseite des gehobenen Beines, die Kniesehnen, die Wade und die Achillessehne

> nimmt Einfluss auf eine ausgewogene Beckenposition und kann somit für eine bessere allgemeine Körperhaltung sorgen

> beseitigt muskulär bedingte Spannungen im unteren Rücken

AUSFÜHRUNG

> Legen Sie sich auf den Rücken und stellen Sie beide Beine geschlossen an.

> Holen Sie das rechte Knie zur Brust und legen Sie einen Yogagurt oder einen gewöhnlichen Gürtel um die Zehenballen.

> Mit dem Ausatmen strecken Sie dieses Bein nach oben zur Decke. Die Arme sind gestreckt, die Schultern sinken lassen, der Nacken bleibt locker.

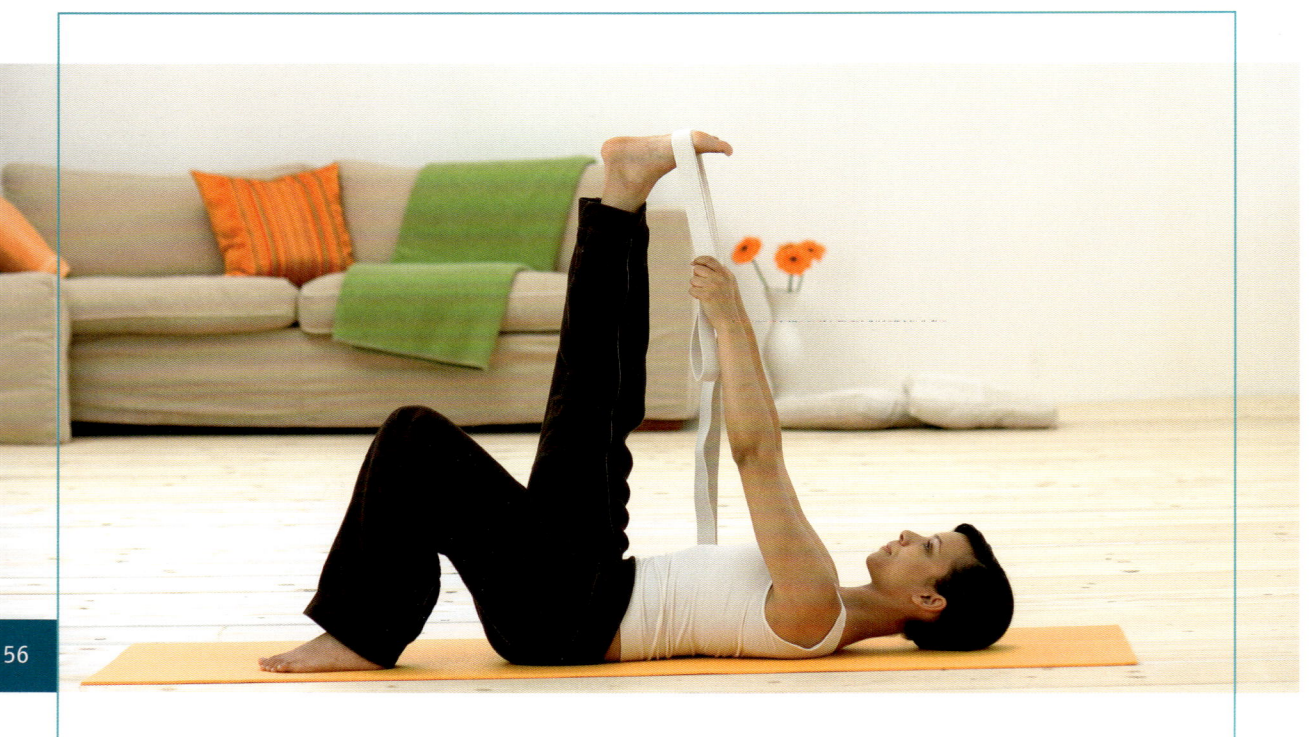

> Lassen Sie das Steißbein entspannt am Boden liegen. Das Gesäß darf sich nicht anheben.
> Üben Sie beide Seiten gleich lang.

TIPP

> Dehnen Sie behutsam. Die Muskeln auf der Rückseite des Beines sind sehr empfindlich und bei Übertreibung anfällig für Zerrungen.

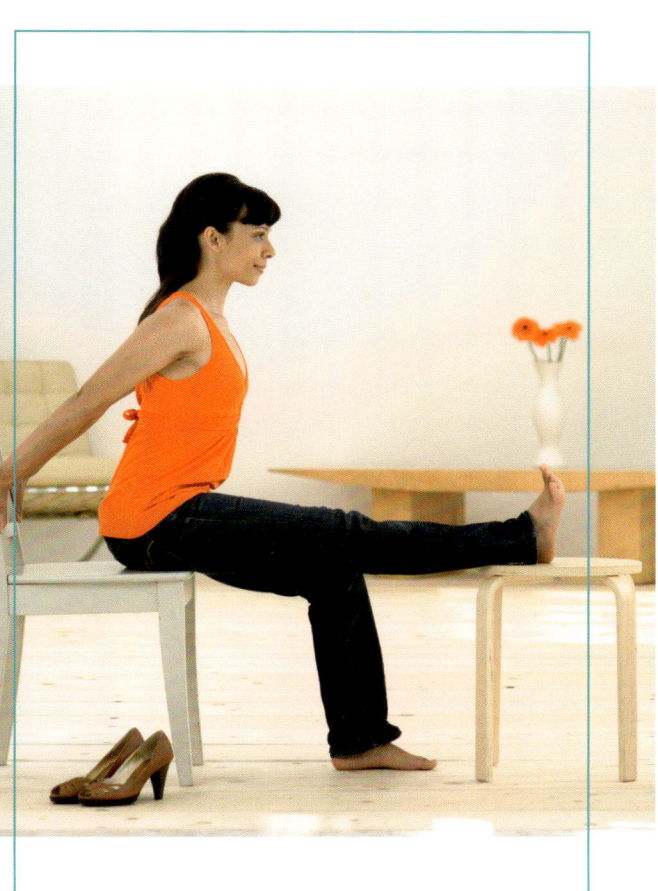

WENN SIE UNTERWEGS SIND

Die Muskeln auf der Rückseite des Beines, die über Hüft- und Kniegelenk ziehen, nennt man ischiokrurale Muskulatur. Sie ist bei den meisten Menschen aufgrund des vielen Sitzens im Beruf und Alltag stark verkürzt. Das werden Sie merken, wenn Sie diese Übung durchführen. Am besten jeden Tag wiederholen.

AUSFÜHRUNG

> Auf einem Stuhl sitzend legen Sie die Ferse eines Beines auf einen zweiten Stuhl, einen Regalboden oder den Arbeitstisch. Das andere Bein ist aufgestellt.
> Strecken Sie das angehobene Bein so weit durch, wie Sie noch ganz aufrecht sitzen können. Der untere Rücken darf nicht nach hinten kippen. Zehenspitzen anziehen, Ferse wegschieben.
> Stützen Sie sich mit den Händen gegen die Stuhllehne, um besser gerade zu sitzen. Eventuell aus dem Becken heraus den Oberkörper etwas nach vorn bewegen. Rücken aber gerade lassen.

Gedankliche Ausrichtung

Atmen Sie gedanklich in die Rückseite des Beines. Mit jedem Ausatmen versuchen Sie, diese Dehnung mehr und mehr zuzulassen.

Übung 19: BRÜCKENBAUER

WAS BRINGT DIESE ÜBUNG?

> bringt Energie und Beweglichkeit in die Wirbel-
säule, weitet den Brustkorb und kräftigt die
Rückenstreckermuskeln

> dehnt die Vorderseite des Körpers und die
Leisten

> verbessert die Atemqualität im Alltag

> Durch das »Brückenbauen« erkennt man das
tragende Element in sich selbst.

AUSFÜHRUNG

> Legen Sie sich auf den Rücken und stellen Sie
Ihre Beine hüftbreit an. Die Unterschenkel sind
nahezu senkrecht und die Füße stehen parallel,
flach und fest.

> Die Arme sind neben dem Rumpf abgelegt,
Wirbelsäule und Nacken lang.

> Mit dem Einatmen nacheinander Gesäß, Lenden-
und dann die Brustwirbelsäule heben. Nun die

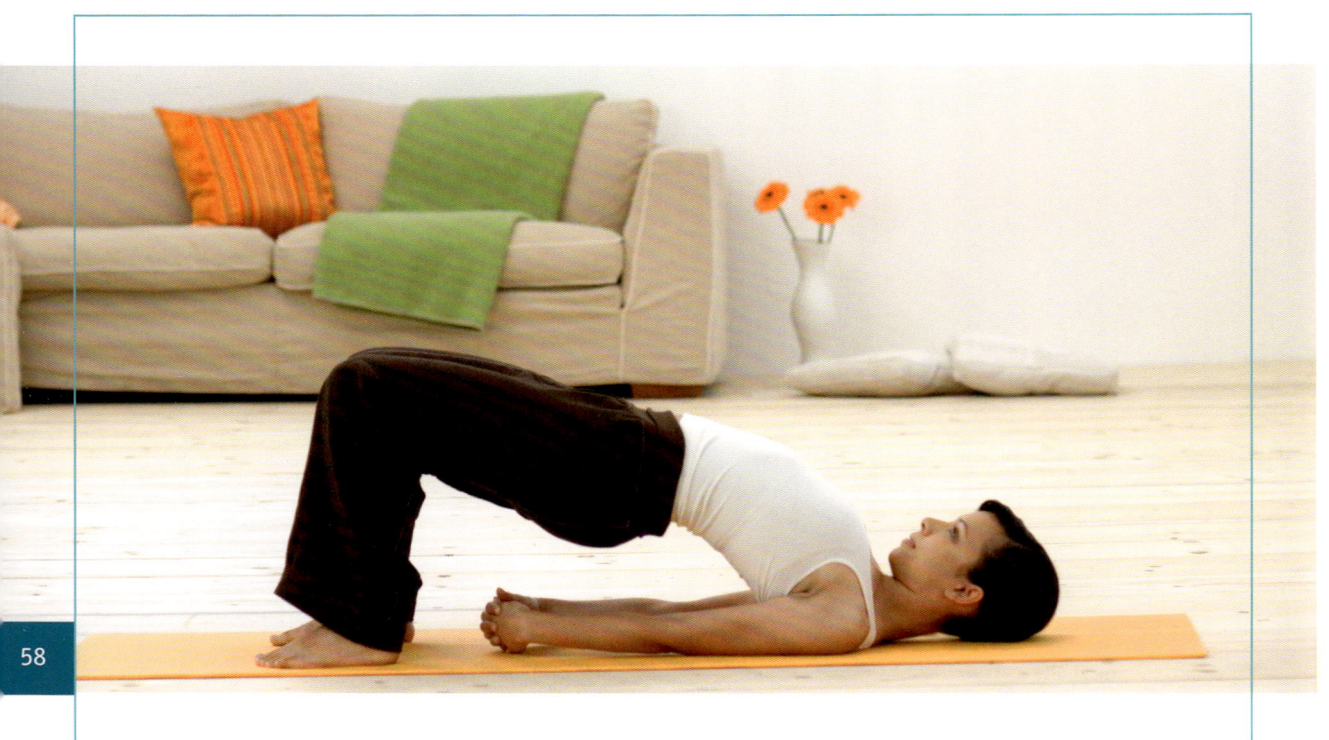

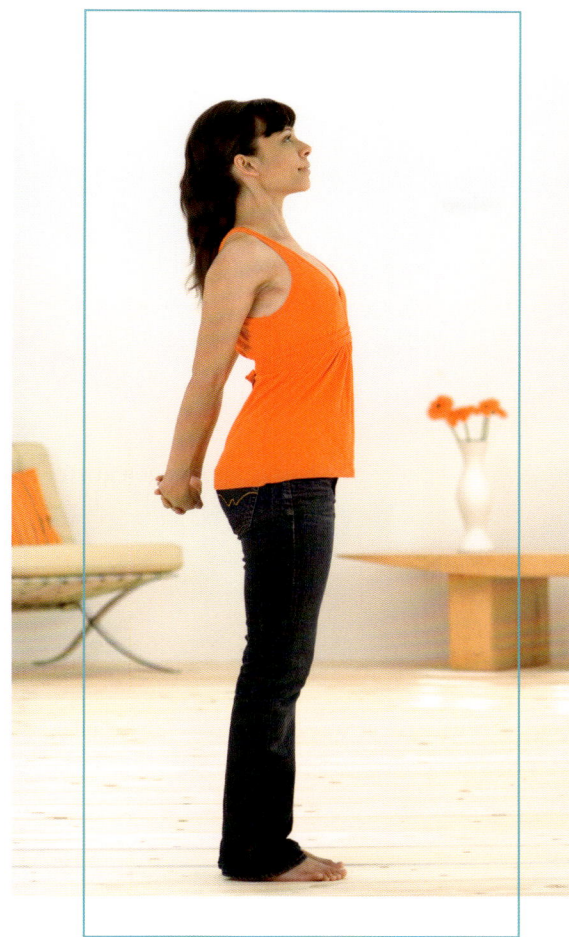

Finger verzahnen, die Arme lang ausstrecken und die Schultern hinten eng zusammennehmen.
> Mit dem Ausatmen das Brustbein weiter zum Kinn bewegen. Ruhig und fließend atmen.

TIPP

> Heben Sie das Becken nur so weit an, dass kein »Zwicken« im unteren Rücken entsteht.

WENN SIE UNTERWEGS SIND

Auch die stehende Variation des »Brückenbauers« ist eine wichtige Übung zur Streckung der Wirbelsäule und zur Aufrichtung des Rückens.

AUSFÜHRUNG

> Stellen Sie sich hüft- bis schulterbreit hin und verzahnen Sie die Finger hinter dem Rücken.
> Bringen Sie etwas Spannung in die Beine und aktivieren Sie die Beckenbodenmuskeln.
> Mit dem Einatmen die Arme hinten langsam, aber kraftvoll strecken und gleichzeitig das Brustbein nach oben in den Himmel ziehen. Schulterblätter an die hinteren Rippen »saugen«. Dabei den Brustkorb leicht zurückbeugen.
> Atmen Sie vorn weitend in den Brustkorb.

TIPP

> Das Zurückbeugen sollte sich hauptsächlich auf den Brustwirbelbereich beschränken, der Lendenbereich bleibt lang und gestreckt.

Gedankliche Ausrichtung

Brücken verbinden die ganze Welt, überqueren Hindernisse und führen zueinander. Weiten Sie Ihren Herzraum, bauen Sie Ihre eigene Brücke und geben Sie diese frei für alle, die sie überqueren wollen.

Übung 20: KNIE AN DIE BRUST

WAS BRINGT DIESE ÜBUNG?

> entspannt den unteren Rücken
> beruhigt einen aufgewühlten Geist und schafft Ruhe in den Gedanken
> stimuliert die tiefen Bauchorgane und kann eine stockende Verdauung verbessern
> macht die Hüftgelenke mobiler

AUSFÜHRUNG

> Legen Sie sich flach auf den Rücken und stellen Sie die Beine vorerst an. Bleiben Sie so 3 bis 4 Atemzüge lang liegen.
> Dann heben Sie nacheinander die Füße vom Boden und ziehen die Knie an die Brust. Halten Sie die Knie locker mit den Händen fest.

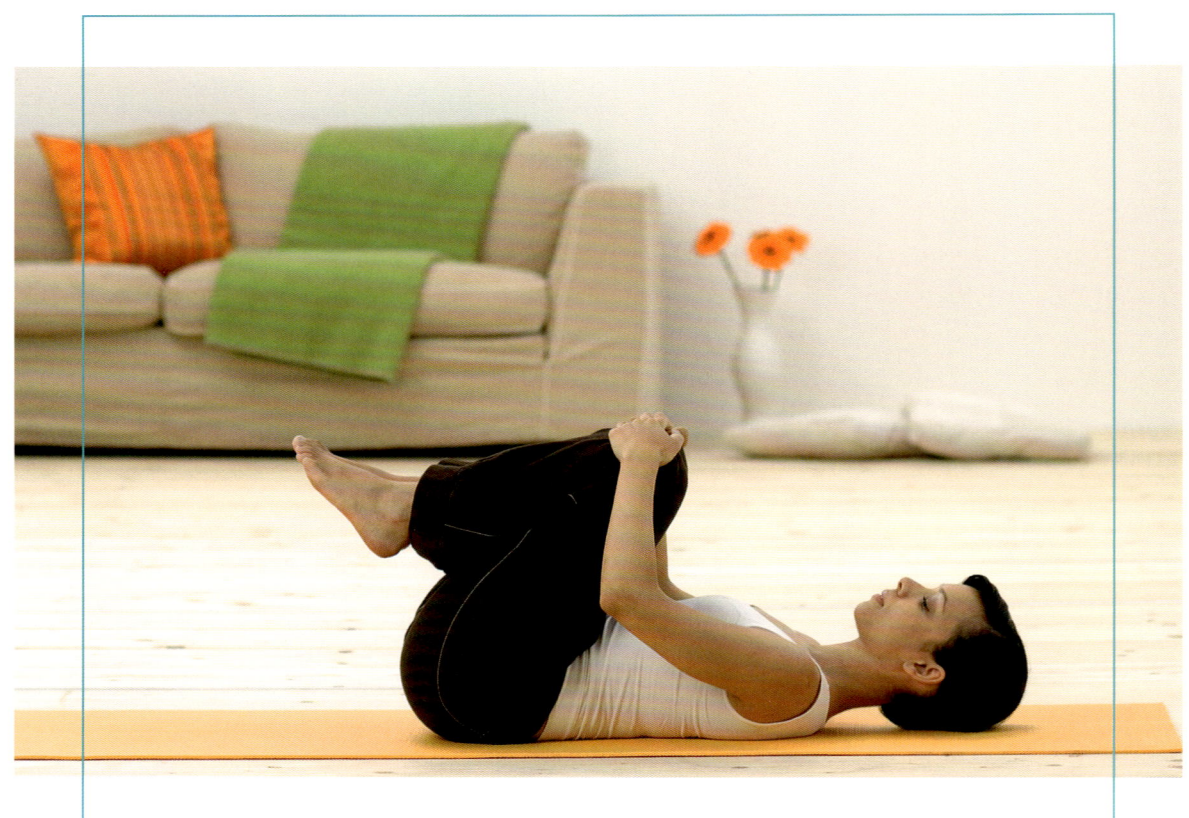

> Lassen Sie Schultern, Nacken und Rücken weich in den Boden sinken, schließen Sie die Augen und spüren Sie die entspannende Wirkung für den Rücken.

TIPP

> Wollen Sie eine verstärkte Wirkung für die Bauchorgane, ziehen Sie die Knie fester an den Oberkörper und atmen Sie in den Bauch. Hierbei drückt beim Einatmen der untere Bauch gegen die Oberschenkel. Beim Ausatmen den Bauch entspannen.

WENN SIE UNTERWEGS SIND

Egal, wo Sie gerade sind – mit dieser Übung halten Sie Zwiesprache mit sich selbst. Denken Sie an keine Projekte oder Aufgaben, die noch anstehen oder bereits erledigt sind. Hören Sie einzig auf Ihren Bauch – und zwar jetzt, in der Gegenwart, in diesem Moment.

AUSFÜHRUNG

> Setzen Sie sich etwa in die Mitte eines Stuhles oder einer Bank.
> Einen Fuß auf die Sitzfläche stellen und den anderen locker auf dem Boden lassen.
> Hände auf die Knie legen und die Stirn ablegen.
> Schultern und Nacken bleiben locker. Rücken weich werden und den Atem fließen lassen.

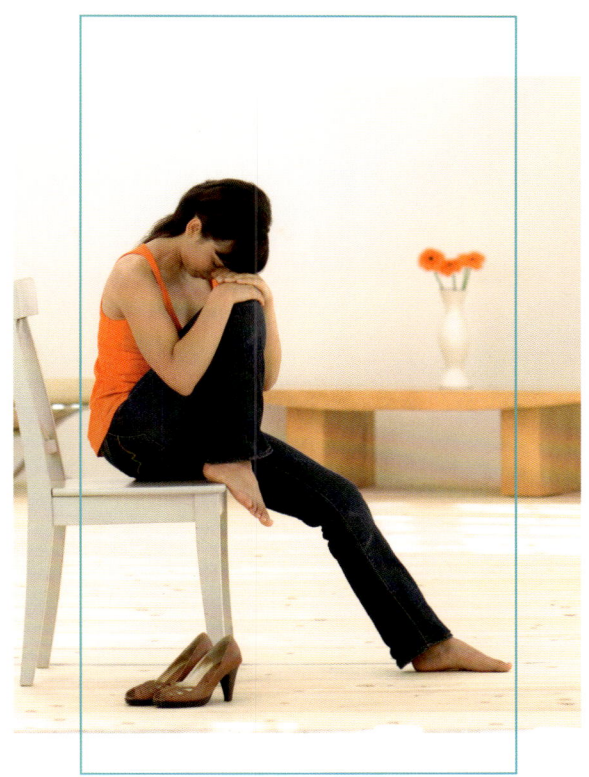

TIPP

> Ihre Gedanken sollen nicht durch einen zu engen Hosenbund gestört werden. Lösen Sie den Gürtel etwas, falls Sie ein unangenehmes Einschneiden am Bauch verspüren.

Gedankliche Ausrichtung

Bei dieser Übung versinken Sie sozusagen in sich selbst. Sie ziehen sich von der lauten und unruhigen Umwelt zurück und versuchen, ganz bei sich selbst zu sein. Alles andere ist jetzt außerhalb von Ihnen und nicht mehr wichtig.

Übung 21: KERZENLICHT

WAS BRINGT DIESE ÜBUNG?

> entlastet die Bauch- und Beckenorgane
> regt die Zwerchfellatmung an und kräftigt somit
das Zwerchfell
> wirkt positiv auf das venöse System und den
Lymphfluss
> hat eine allgemein verjüngende Wirkung durch
die Förderung der Entschlackung und der arteriellen
Durchblutung

AUSFÜHRUNG

> Beginnen Sie in Rückenlage. Die Beine über den
Hüften anwinkeln, die Arme neben den Körper
legen.
> Mit einem Impuls aus der Körpermitte das Gesäß
vom Boden abheben und die Hände gegen den
unteren Rücken stützen. Die Finger zeigen nach
oben.
> Versuchen Sie, Rumpf und Beine in eine an-
nähernd »kerzengerade« Linie zu bringen. Hierfür
die Kraft aus Beinen und Rücken verwenden.
> Beine schließen, Fersen wegschieben.

TIPP

> Angenehmer für den Nacken ist das Üben mit
einer gefalteten Decke, wie abgebildet.

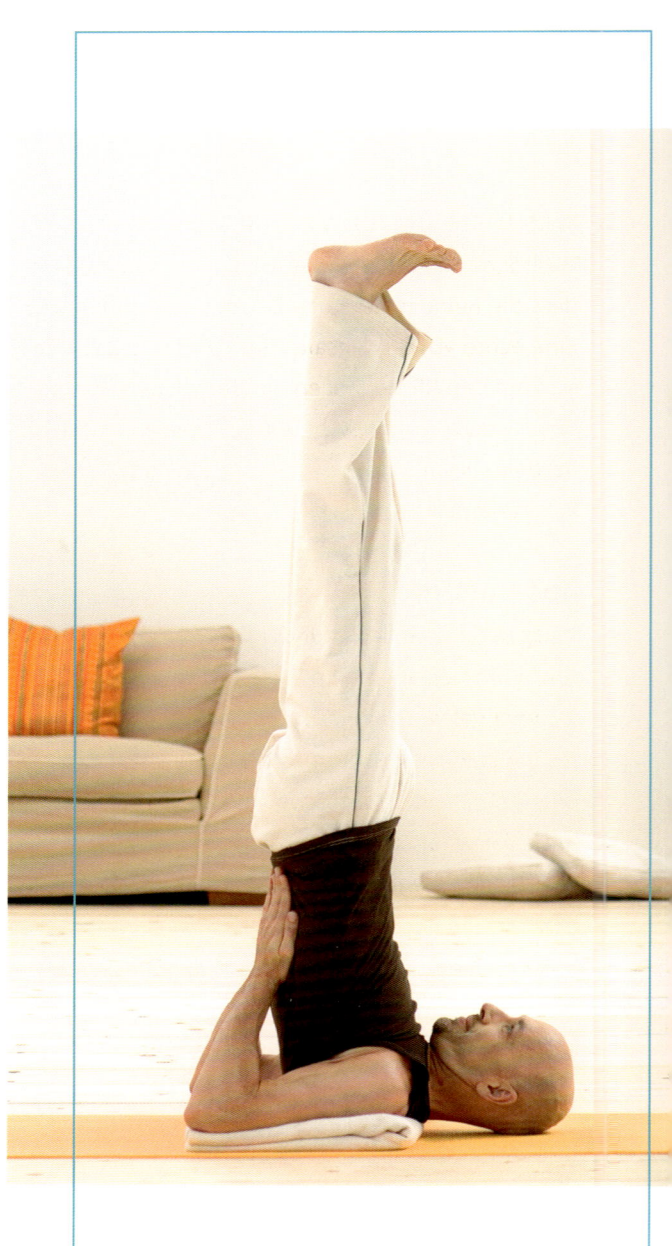

> Nur so lange üben, wie es Ihnen wirklich gut dabei geht. Bei Unwohlsein die Übung langsam auflösen.

WENN SIE UNTERWEGS SIND

Wichtiges Kennzeichen der Übung »Kerzenlicht« ist, dass die Beine in Richtung Decke gebracht werden. Eine echte »Unterwegsalternative«, ohne dass Sie sich auf den Rücken legen, gibt es daher nicht. Im Büro wirkt aber folgende Übung äußerst entlastend für den Rücken und die Beine. Frische Inspiration fast garantiert!

AUSFÜHRUNG

> Legen Sie sich flach auf den Rücken. Der Kopf ruht eventuell auf einem Kissen oder einem zusammengelegten Handtuch.
> Die Beine senkrecht nach oben gegen eine Wand oder gegen eine Tischkante lehnen.
> Die Arme ruhen entspannt neben dem Körper. Die Handflächen zeigen zur Decke. Nacken und Schultern in den Boden sinken lassen.
> Für einige Minuten die Augen schließen.

TIPP

> Diese Übung zählt zu den »passiven« Haltungen im Yoga. Lassen Sie also alle Muskeln des Körpers entspannt und spüren Sie die Schwerkraft der Erde.

Gedankliche Ausrichtung

Führen Sie diese Übung ganz bewusst durch. Nehmen Sie sich mit gutem Gewissen die Zeit, die Sie brauchen. Auch wenn die Füße den sicheren Boden verlassen – keine Angst, Körper und Geist geben Stabilität. Lassen Sie Ihren Ausatem symbolisch über Ihren Rücken fließen.

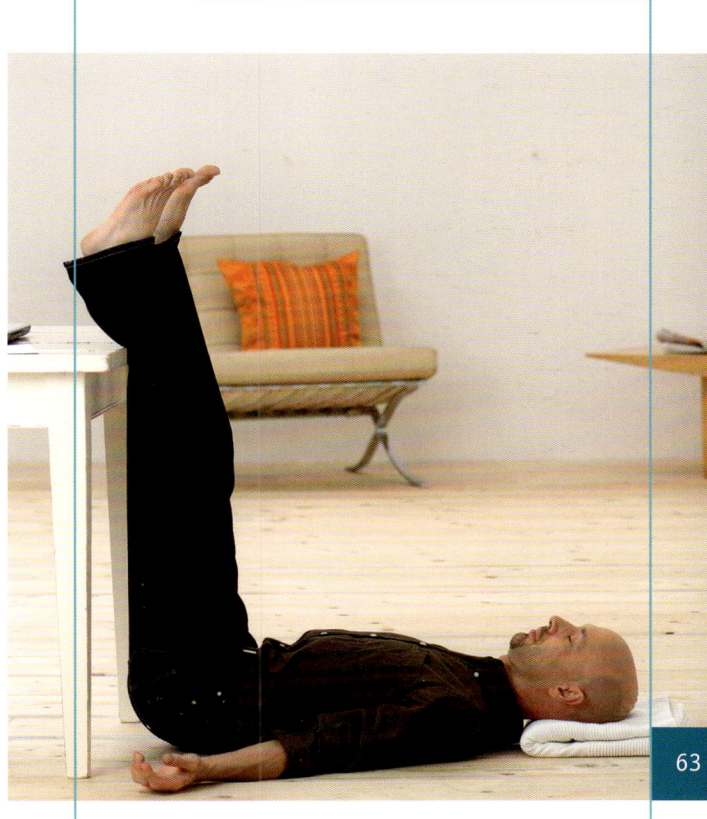

Die Atemübungen

Bereits vor tausenden von Jahren wusste man, dass der Atem Grundlage des menschlichen Daseins und Spiegel des Geistes und unserer Seele ist. Im Yoga betrachtet man den Atem als Träger des Prana – der Lebensenergie. So wie ein Frachtschiff Waren von A nach B transportiert, so transportiert der Atem die universelle und allgegenwärtige Energie von außen nach innen in unseren Körper und erreicht so jede einzelne unserer Zellen.

Pranayama, so heißen die Atemübungen, haben weitreichende positive Wirkungen auf den menschlichen Organismus. Diese Wirkungen sind aufgrund etlicher Studien mittlerweile auch wissenschaftlich erklärbar und von Experten anerkannt. Bei immerhin 90 Prozent aller Menschen sind die Gemütsverfassung und der Geisteszustand direkt über den Atem gezielt in Richtung Ruhe und Ausgeglichenheit zu verändern.

Bewusstes Atmen

Unsere alltägliche Atmung ist meist unbewusst, sie geschieht automatisch und verändert sich parallel mit der Veränderung unserer Gedankenwelt oder unserer Gemütsverfassung. Wenn wir erschrecken, »stockt uns der Atem«, einen Roman liest man in »atemloser« Spannung, ein Vortrag ist »langatmig«, wenn der Referent nicht auf den Punkt kommt. Viele weitere Redewendungen bestätigen den bereits erwähnten Zusammenhang zwischen Atmung und Gemüt.

Die Atemübungen im Yoga sollen uns in erster Linie unseren Atem wieder bewusst machen. Auf feinstofflicher Ebene sollen unsere Energiekanäle (Nadi) von Blockaden und Unreinheit befreit werden, damit der Körper mehr Lebenskraft und Lebendigkeit erhält. Die weitreichenden Effekte sind mehr Ruhe in unseren Gedanken und unserem Tun und einfach mehr Elan für all unsere täglichen Pflichten, die uns immer wieder aufs Neue herausfordern.

Am besten täglich

Mit Pranayama können wir uns innerlich sammeln, unsere Stimmung positiv beeinflussen oder auch den Abstand zu einer quälenden Alltagsfrage verschaffen. Tägliches Üben ist von großem Nutzen. Es reichen bereits regelmäßige kleine Übungen von zwei bis vier Minuten Länge aus. Diese Atem-Quickies schaffen Inseln der Ruhe in einem stressigen und voll gepackten Alltag. Im besten Fall üben Sie nach den folgenden Regeln.

SO IST ES RICHTIG

> Wenn möglich, ziehen Sie sich an einen ruhigen Ort zurück. Am besten üben Sie mit genügend Frischluftzufuhr oder gleich im Freien.

> Bevorzugen Sie lockere Kleidung.

> Sitzen Sie bequem auf einem festen Kissen oder auf einem Stuhl. Halten Sie den Rücken gerade, Nacken und Schultern bleiben locker.

> Bevor eine Übung beginnt, sollten Sie immer erst etwa zehnmal ganz normal atmen. »Ganz normal« bedeutet, dass Sie den Atem, so wie er gerade ist, fließen lassen und nicht in irgendeiner Weise eingreifen wollen. Seien Sie einfach nur Zuschauer Ihrer Atmung, versuchen Sie sie nicht zu verändern.

> Konzentrieren Sie sich auf Ihren momentanen Atem. Versuchen Sie, ihn zu hören, egal wie laut oder leise er ist. Mit der Konzentration auf den natürlichen Atemfluss sollen Ihre Gedanken zur Ruhe kommen. Lassen Sie sich langsam von der sich einstellenden Stille und Gelassenheit durchfluten.

> Lassen Sie bei allen Atemübungen das Gesicht weich. Es bewegen sich nur die Körperteile, die zur Ausdehnung der Lunge notwendig sind, also Brustkorb oder Bauch.

> Versuchen Sie, ohne besonderen Krafteinsatz zu atmen. Die hier vorgestellten Atemübungen benötigen dies nicht.

> Werden Sie vertraut mit einer Übung, bevor Sie die nächste Stufe durchführen.

> Bei Unwohlsein oder innerem Stress brechen Sie die Übung einfach ab. Probieren Sie sie später an einem anderen Ort zu einer anderen Zeit erneut.

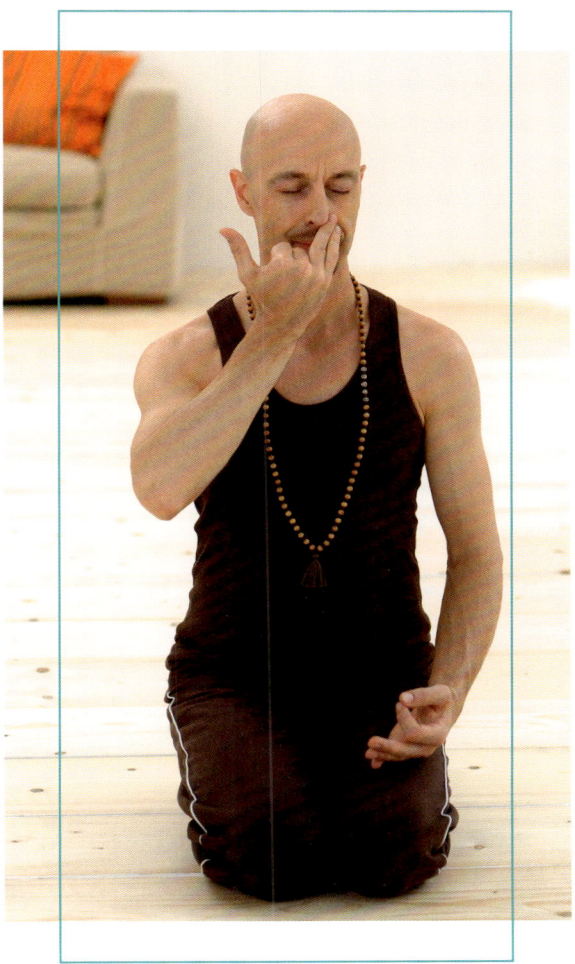

Übung 22: PHASENATMUNG

In der Phasenatmung geht es schlichtweg darum, uns die einzelnen Phasen eines kompletten Atemzyklus näherzubringen. Die Übung eignet sich gut in Situationen, in denen man »aus der Haut fahren« könnte. Als Quickie reichen hier schon wenige Atemzüge aus Stufe A und schon handelt man überlegt und souverän und vermeidet vielleicht schwerwiegende Folgen durch fehlerhaftes Verhalten. Wird die Phasenatmung in eine komplette Übungsroutine eingefügt, dann sollten Sie mindestens zwei Minuten lang üben. Atmen Sie bei dieser Übung immer »weich« in den Bauch (beim Einatmen wölbt sich der Bauch etwas nach außen, beim Ausatmen Bauch locker lassen).

AUSFÜHRUNG STUFE A

> Legen Sie das Augenmerk auf das Ein- und Ausatmen. Zählen Sie in Gedanken beim Einatmen bis 3 und auch beim Ausatmen bis 3.
> Üben Sie 2 bis 5 Minuten lang. Währenddessen können Sie die Zählzeit bei Bedarf auch auf 4, 5 oder 6 erhöhen. Haben Sie Ihren Rhythmus gefunden, können Sie auch nach Gefühl weiteratmen und das Gedankenzählen beenden.

AUSFÜHRUNG STUFE B

In Stufe B fügen wir eine weitere Phase hinzu.
> Atmen Sie ein und zählen Sie währenddessen in Gedanken bis 3. Atmen Sie aus und zählen Sie bis 3.
> Die Phase im ausgeatmeten Zustand nennt man Atemleere, die Lunge ist also leer. Halten Sie diese Atemleere ebenfalls bis 3.
> Anschließend wieder einatmen und von vorn beginnen. Erhöhen Sie die Zählzeit nach Befinden. Üben Sie stressfrei 2 bis 8 Minuten.

AUSFÜHRUNG STUFE C

Diese Variante der Phasenatmung, in der wir eine vierte Phase, nämlich die Atemfülle (= eingeatmeter Zustand) hinzufügen, ist für Menschen geeignet, die mit Stufe A und B gut zurechtkommen und es schaffen, ihre Gedanken ruhen zu lassen. Der Geist muss still sein.
> Einatmen bis 3, Atem locker anhalten (Atemfülle) bis 3, Ausatmen bis 3, Atemleere bis 3.
> In der Atemfülle keine Muskeln verspannen, alles bleibt locker und geschieht fast von selbst.
> Üben Sie bis zu 10 Minuten.

Übung 23: BRUSTKORBATMUNG

Die gewöhnliche, häufig den Alltag begleitende flache und kurze Brustkorbatmung steht oft in Zusammenhang mit körperlicher Anstrengung oder Stress und Anspannung. Dann wird der Brustkorb beim Einatmen meist nach vorn-oben angehoben, manchmal auch mit einem Schulterheben verbunden. Bei der Brustkorbatmung im Yoga wollen wir versuchen, den Brustkorb seitlich und nicht nach vorn-oben zu weiten. Die Flanken sollen sich also stark ausdehnen, ohne dabei die Schultern nach oben zu den Ohren zu ziehen.

Diese Atmung führt unserem Organismus eine Menge frischen Sauerstoff zu, das Gehirn wird wach und die Konzentration für weitere Aufgaben steigt wieder an. Bei geeigneten Außentemperaturen am besten mit geöffnetem Fenster üben.

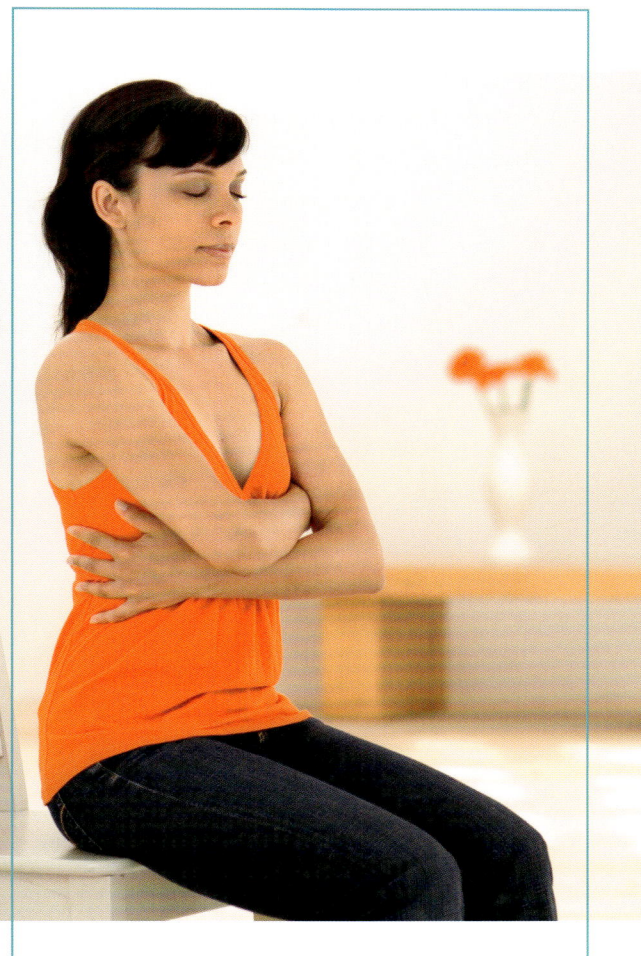

AUSFÜHRUNG

> Umarmen Sie Ihren Brustkorb wie in der Abbildung gezeigt. Die Finger sind gespreizt und liegen flach an.

> Atmen Sie ruhig und ohne Kraft und versuchen Sie, allmählich den Atem in die Brustkorbflanken zu schicken.

> Beim Einatmen spüren Sie über die Hände, wie sich der Brustkorb seitlich weitet. Beim Ausatmen wird er wieder flach.

> Unterstützen Sie die Ausatmung, indem Sie mit den Händen sanft gegen den Brustkorb drücken.

Übung 24: WECHSELATMUNG

Die Wechselatmung hilft Ihnen, besonders ruhig zu werden. Der ausgewogene Atemfluss sorgt für ein harmonisches Gleichgewicht im Nervensystem und bringt uns in »unsere Mitte«. Gerade wenn man geneigt ist, zu viele Aufgaben auf einmal bewältigen zu wollen, oder wenn man sich vor lauter Sinneseindrücken von außen nicht mehr auskennt, ist diese Übung zu empfehlen. Sie schafft Ruhe im wirren Geist und hilft, die Gedanken zu sortieren. Wir stellen Ihnen zwei aufeinander aufbauende Stufen vor. Üben Sie Stufe B erst, wenn Sie sich bei Stufe A wohl fühlen und Ihre Konzentration stark genug ist.

Beugen Sie Zeige- und Mittelfinger der rechten Hand und drücken Sie sie leicht an den Daumenballen. Die restlichen Finger ausstrecken.

AUSFÜHRUNG STUFE A

> Verschließen Sie den rechten Nasenflügel sanft mit dem rechten Daumen.

> Atmen Sie ruhig 10- bis 15-mal durch das freie linke Nasenloch. Zum Ende durch beide Nasenlöcher ausatmen.

> Anschließend folgen 5 bis 10 normale Atemzüge.

> Dann die Übung mit der linken Hand und dem linken Nasenverschluss wiederholen.

AUSFÜHRUNG STUFE B

> Verschließen Sie den rechten Nasenflügel sanft mit dem rechten Daumen.

> Atmen Sie durch das linke Nasenloch ein. Dann verschließen Sie mit dem rechten Ringfinger das linke Nasenloch, lösen den Daumen und atmen durch das rechte Nasenloch aus.

> Atmen Sie durch das rechte wieder ein. Dann das rechte wieder mit dem Daumen verschließen.

> Atmen Sie durch das linke Nasenloch aus.

> 15 bis 20 Atemzüge lang wiederholen.

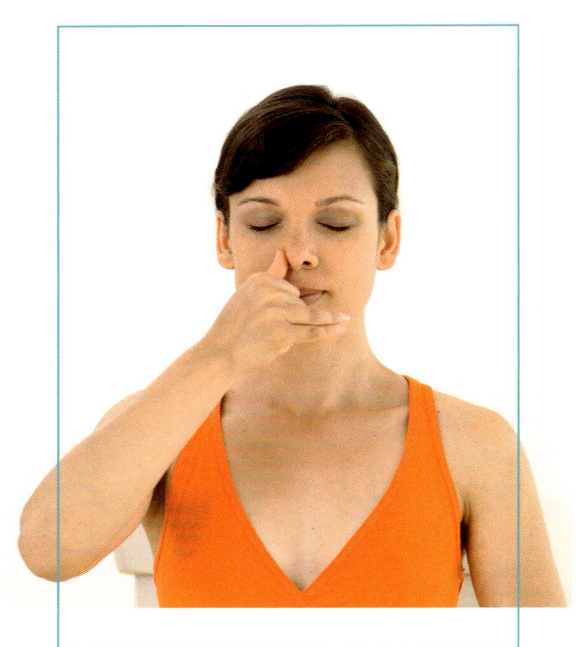

Übung 25:
ATMUNG DER EROBERUNG

Eine wunderbare Möglichkeit, den Atem für sich
hörbar zu machen, ist die »Atmung der Eroberung«.
Im Original sollte sie nicht ohne die Hilfe eines er-
fahrenen Yogalehrers geübt werden, deshalb stellen
wir hier eine vereinfachte und dennoch sehr wir-
kungsvolle Variation vor. Mit dieser Übung lernen
Sie, Ihren Atem zielgerichtet zu verfeinern. Sie beruhigt die Nerven und bringt uns zu vollkommener
Ruhe und Konzentration. Sie können jederzeit und
an jedem Ort üben.

AUSFÜHRUNG

> Setzen Sie sich bequem in einen Sitz Ihrer Wahl.
Atmen Sie einige Male ruhig durch die Nase ein
und aus.

> Nun etwa 5-mal während des Ausatmens ein
gehauchtes »haaaa« sprechen. Hören Sie Ihrer
Stimme genau zu.

> Dann atmen Sie mit geschlossenem Mund weiter
und behalten diesen leisen Reibelaut bei. Die
Atemluft streift sanft die etwas geschlossenen
Stimmritzen (so als würden Sie flüstern).

> Lassen Sie den Atem immer mehr zur Ruhe
kommen, sodass das Reiben so leise wird, dass
es nur noch für Sie hörbar ist.

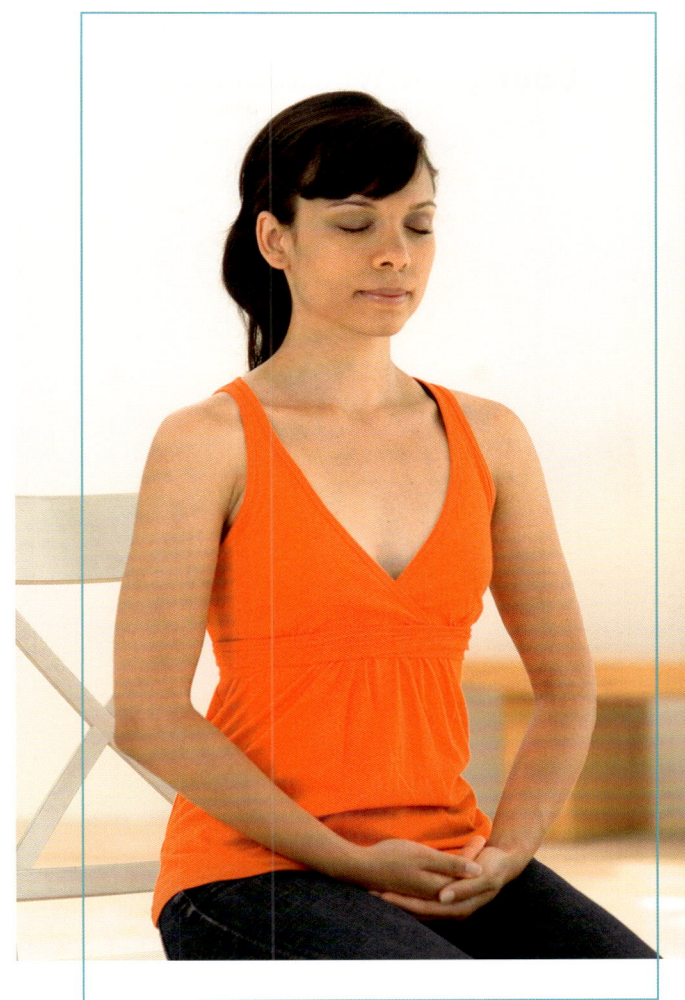

> Üben Sie bis zu 10 Minuten lang. Am Ende blei-
ben Sie noch sitzen, atmen wieder normal weiter
und beobachten noch 1 bis 2 Minuten das Kommen
und Gehen Ihres Atems.

Die Entspannungsübungen

Wie entspannen Sie gerne? Lesen Sie ein Buch, treffen Sie gute Freunde oder gehen Sie spazieren? Im Grunde ist alles richtig, denn wenn wir es schaffen die Anspannung bzw. Verspannung des Alltags aufzulösen, dann hat dies eine entspannende Wirkung – vorausgesetzt, das Buch, das Sie lesen, nimmt Ihnen vor »Spannung nicht den Atem«, das Treffen mit den Freunden endet nicht in einer anstrengenden Diskussion, beim Spazierengehen treten Sie nicht in einen Hundehaufen, was Sie sicher sehr ärgern würde.

Stille finden

Im Yoga versteht man unter Entspannung jedoch nicht, dass man gesellschaftlich oder sportlich aktiv ist oder einfach nur angenehme Dinge unternimmt. Die Entspannung im Yoga verlangt im besten Fall eine möglichst ruhige Umgebung, damit auch unsere Sinne zur Ruhe kommen können. Nur so kann man langsam ins Innere einkehren und seinen Körper hören. Beispielsweise kann man hören, wie man atmet oder auch, wenn man geübt ist, fühlen wie das Herz schlägt. Man führt sich zu absoluter Ruhe und Stille. Nur so kann sich Verspannung in Entspannung wandeln.

Gedanken ablegen

Diese Ruhe und Stille ist genau das Gegenteil unseres Alltags und es kann passieren, dass dieses ungewohnte »Nichtstun« anfangs schwer fällt, da unser Alltag und auch unsere Freizeitaktivitäten gewöhnlich von Hektik, Stress und Lärm begleitet werden. Wer sich aber mit kleinen Entspannungs-Quickies immer wieder eigene Ruheinseln schafft, lernt sehr schnell, seinen lauten Geist und seine endlosen Gedanken zu beruhigen und ganz still zu werden. In einer Entspannung lassen wir uns fallen, lösen uns vom auferlegten Leistungsdruck, legen alle Aufgaben, Ehrgeiz und Perfektionismus für einen Moment auf die Seite.

Zeit gewinnen

Wer denkt, dass man mit Entspannungsübungen Zeit verlieren würde, liegt völlig falsch. Zeit spielt in diesem Moment keine Rolle. Man soll sie sogar vollkommen vergessen. Durch bewusstes Innehalten schöpft man so viel neue Energie, dass einem anschließend alles viel leichter und schneller von der Hand geht und besser gelingt. Dadurch kann man sich doppelte Arbeit oder langes Grübeln über ein Problem ersparen. Man gewinnt sogar Zeit.

Übung 26: REGENERATIONS-QUICKIE

Diese Kurzentspannung ist für zwischendurch bestens geeignet und so viel wert, wie ein ausgiebiger Mittagsschlaf. Üben Sie 5 bis 15 Minuten lang. Führen Sie diese Übung am besten im Liegen durch.

AUSFÜHRUNG

> Legen Sie sich auf den Boden bzw. auf eine weiche Decke oder Yogamatte. Wenn Sie länger als 10 Minuten üben wollen, dann decken Sie sich am besten zu, um nicht auszukühlen.

> Füße überkreuzen, eine Hand auf den Bauch, die andere auf den Brustkorb legen, die Augen sanft schließen.

> Konzentrieren Sie sich auf Ihre Atmung. Spüren Sie den Atemfluss und lassen Sie ihn geschehen.

Nicht extra tief oder lang atmen, sondern einfach fließen lassen.

> Atmen Sie in die Handflächen hinein und beobachten Sie mit Ihrem inneren Auge die sanften Bewegungen des Rumpfes.

> Am Ende der Übung ausgiebig strecken und räkeln und langsam zum Sitzen kommen.

TIPP

> Wenn Sie für eine Liegeposition gerade keine Möglichkeit haben, dann probieren Sie diesen Quickie doch einmal sitzend auf einer Bank im Park oder auf einer Zugfahrt aus. Dazu die Beine ausstrecken und überkreuzen und den Rücken – wenn möglich – anlehnen.

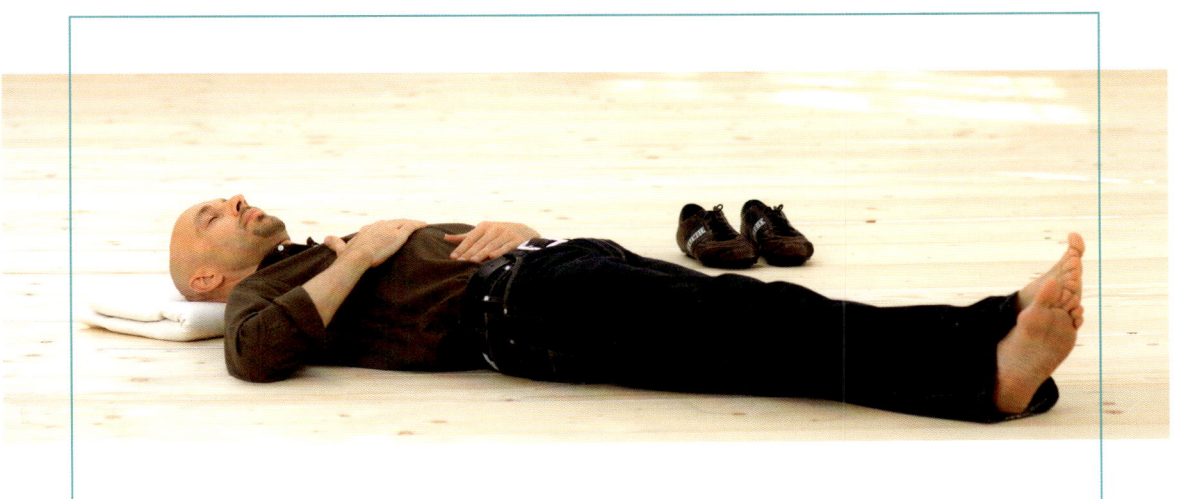

Übung 27: RÜCKEN-RELAX

Diese Entspannung ist ideal für alle Menschen, die akut oder auch nur manchmal unter Rückenschmerzen leiden. Um eine optimale Wirkung zu erzielen, sollten Sie mindestens zehn Minuten investieren. Die Übung wirkt wahre Wunder mit einer wärmenden Unterlage.

AUSFÜHRUNG

> Legen Sie sich auf den Rücken. Die Beine angewinkelt und vollkommen entspannt auf einem Stuhl ablegen.
> Die Arme ruhen neben dem Rumpf, die Handflächen sind zur Decke gerichtet.

> Atmen Sie ruhig und weich. Stellen Sie sich vor, wie bei jedem Ausatmen der Rücken mehr und mehr im Boden versinkt. Konzentrieren Sie sich vor allem auf den unteren Rücken. Lösen Sie ihn und spüren Sie das Wohlgefühl mit jedem Atemzug aufs Neue.
> Am Ende der Übung zur Seite rollen, einige Atemzüge warten und dann langsam aufsetzen.

TIPP

> Wenn Sie keinen Stuhl haben, können Sie die Beine auch gestreckt und senkrecht nach oben an eine Wand anlehnen.

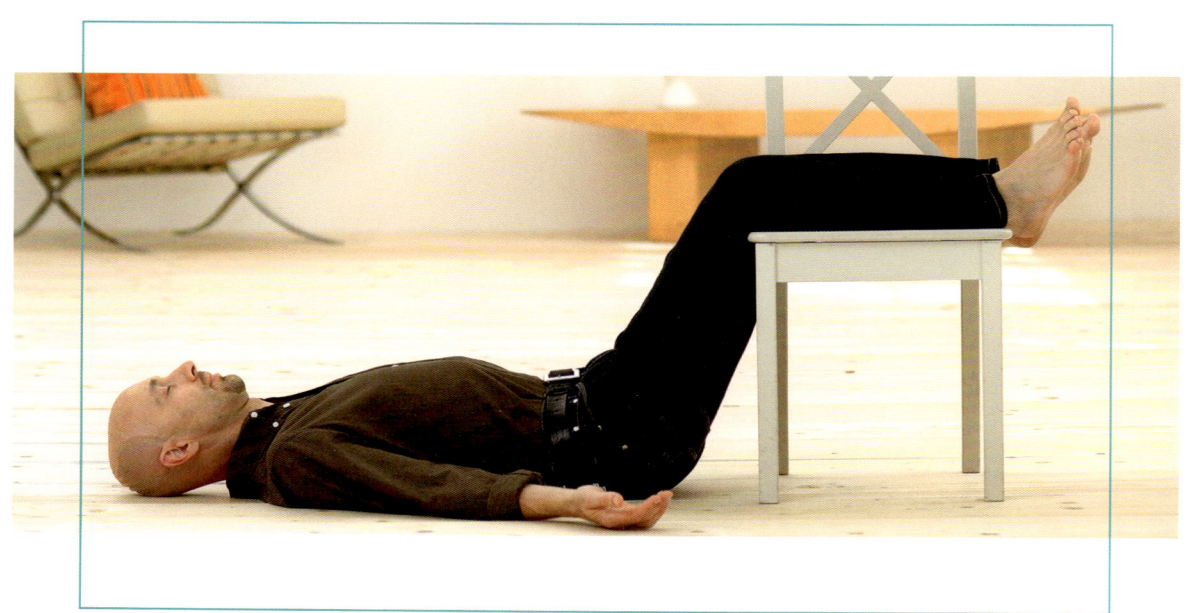

Übung 28: GEDANKENPAUSE

Wer braucht das nicht? Einfach mal den Kopf leeren und klare Gedanken fassen. Diese Übung gleicht dem Ausmisten einer überfüllten und unsortierten Schreibtischschublade. Wenn Ihnen also einmal alles über den Kopf wächst oder wenn Sie bei einer bestimmten Aufgabe hängen bleiben und nach einer Lösung suchen, dann ist dieser Entspannungs-Quickie bestens dafür geeignet, wieder etwas Ruhe zu finden, die Gedanken zu sortieren und neue geistige Frische zu erlangen.

AUSFÜHRUNG

> Setzen Sie sich bequem auf einen Stuhl, beugen Sie sich nach vorn und legen Sie die Unterarme flach auf den etwa 50 Zentimeter entfernten Schreibtisch.

> Legen Sie Ihre Stirn auf die Hände und lassen Sie die Schultern weich. Alle Körperteile sollten so entspannt wie möglich sein.

> Atmen Sie ruhig (bei Bedarf zwischendurch auch tief) und konzentrieren Sie sich auf das Ausatmen. Mit jedem Ausatmen spüren Sie mehr Ruhe, lassen Sie alle Gedanken nach unten abfließen.

> Nach 2 bis 10 Minuten rollen Sie sich mit einem Einatemzug nach oben und öffnen beim Ausatmen die Augen.

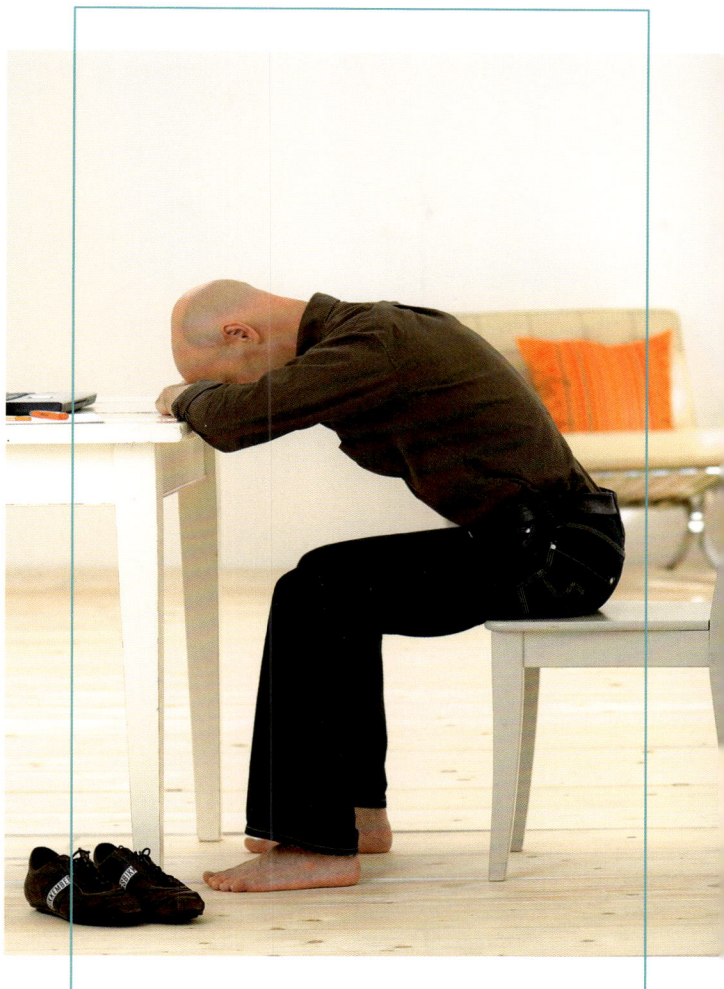

> Anschließend tief einatmen, die Arme zur Seite ausstrecken, die Finger spreizen und weit dehnen. Ihre Gedanken: »Jetzt bin ich wieder da, habe neue Frische, Kraft und Mut. Alles ist möglich!«

Kleine Programme für jede Gelegenheit

Die verschiedenen Übungen, die wir Ihnen in diesem Buch bisher vorgestellt haben, sind eine kleine, aber feine Auswahl von vielen möglichen Übungen im Yoga. Sie können jede einzelne, wann immer Sie wollen und wo immer Sie sind, für sich selbst durchführen. Sie benötigen dazu meist nicht mehr als einige Minuten.

Für alle Leser, die gelegentlich auch etwas mehr Zeit haben, wollen wir dennoch fertige Praxisprogramme aufzeigen. Diese Übungsprogramme sind nach bestimmten Kriterien zusammengestellt. Sie erkennen das Thema jeweils an der Überschrift. Eine Übungsreihe dauert etwa 20 Minuten.

Individuell üben

Sicher verstehen Sie, dass kein noch so gutes Buch einen persönlichen Lehrer ersetzen kann. Die Übungsfolgen sind demnach als Anregungen und Vorschläge zu sehen, die genau so durchgeführt werden können, aber nicht müssen. Wenn Sie nur wenig Zeit haben, wählen Sie aus einem Programm nur Ihre »Favoriten«, also diejenigen Übungen, bei denen Sie merken, dass sie zu einem besonderen Wohlbefinden bei Ihnen führen. Wenn Sie aber mehr Zeit haben, verweilen Sie einfach etwas länger in einer Übung.

Weniger ist mehr

Ein Programm zeigt keine bessere Wirkung, wenn eine höhere Anzahl von Übungen in der gleichen Zeit geübt wird. Im Gegenteil, dadurch entsteht Unruhe und Stress. Wirkungsvoller ist es, wenn weniger Übungen, aber dafür mit der nötigen Gelassenheit praktiziert werden. Führen Sie jede Asana etwa eine Minute lang aus – bei besonderem Wohlbefinden gerne auch länger.

Nicht vergessen!

Rufen Sie sich nochmals in Erinnerung, dass schon eine einzige Übung aus diesem Buch, die Ihnen persönlich liegt und die Sie regelmäßig durchführen, die gewünschten positiven Effekte haben kann.

Wichtig!

Üben Sie achtsam, ohne Schmerzen und seien Sie Ihrem Körper gegenüber aufmerksam. Hören Sie auf die Signale, die er Ihnen sendet, und lernen Sie, seine »Sprache« richtig zu interpretieren.

Am Morgen

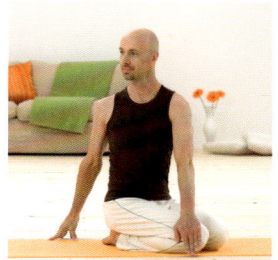

1. Drehung der Weisheit, S. 30

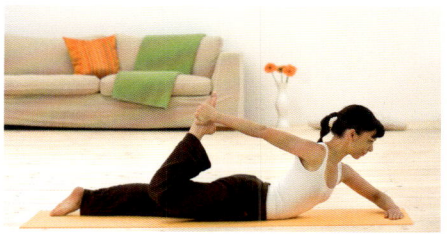

2. Gespannter Bogen, S. 40

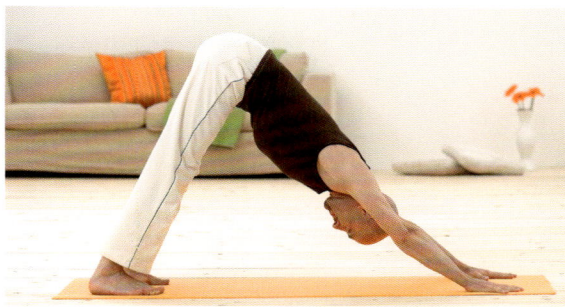

3. Umgedrehtes V, S. 36

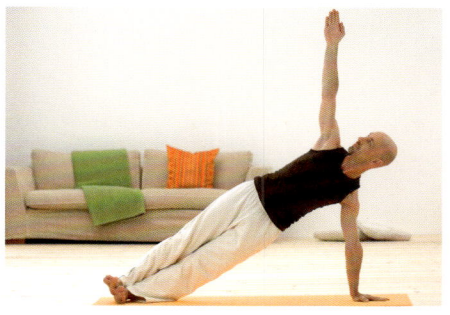

4. Seitliches Brett, S. 44

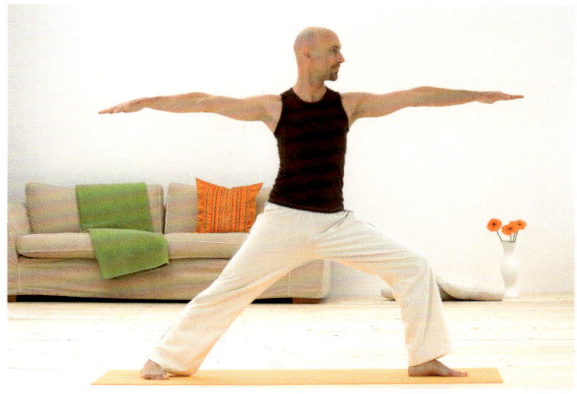

5. Siegreicher Held, S. 52

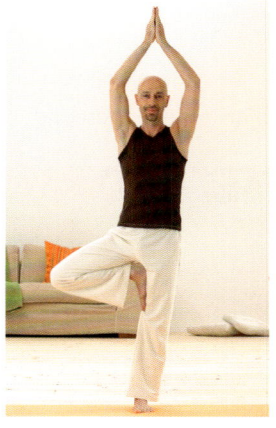

6. Baum der Ruhe, S. 46

Für zwischendurch

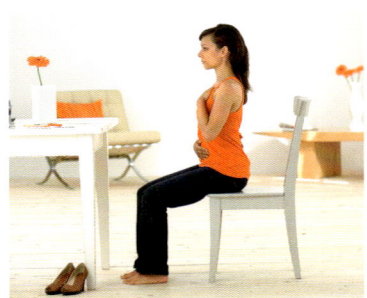

1. Zentrierung, S. 23

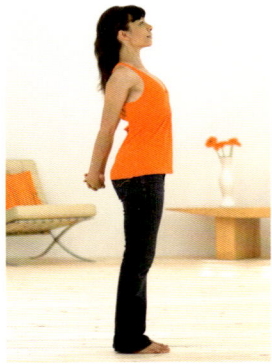

2. Brückenbauer, S. 59

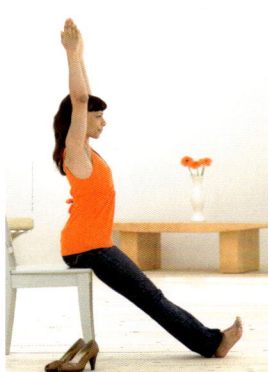

3. Sitzen wie ein Stock, S. 25

4. Beinstrecker, S. 57

5. Gestrecktes Dreieck, S. 51

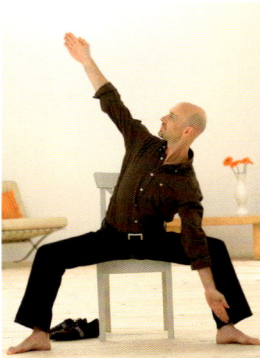

6. Brustkorbatmung, S. 67

In unruhigen Zeiten

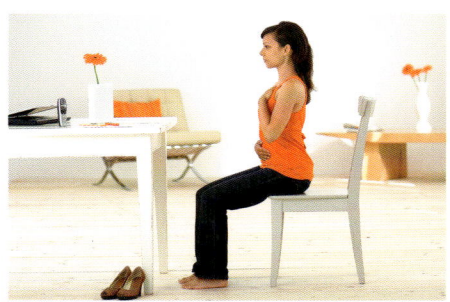

1. Zentrierung, S. 23

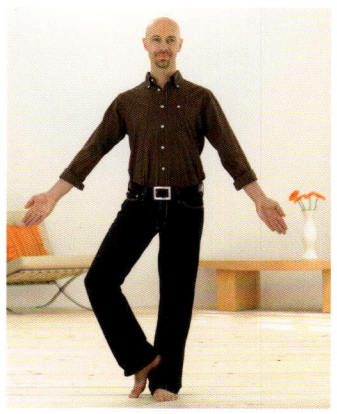

2. Baum der Ruhe, S. 47

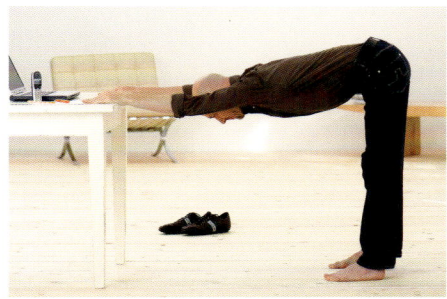

3. Umgedrehtes V, S. 37

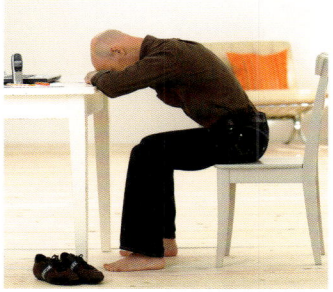

4. Gedankenpause, S. 73

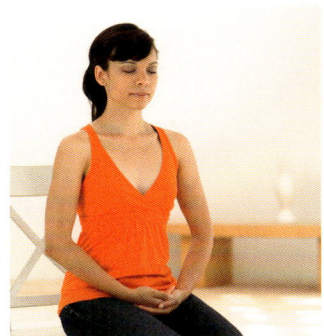

5. Atmung der Eroberung, S. 69

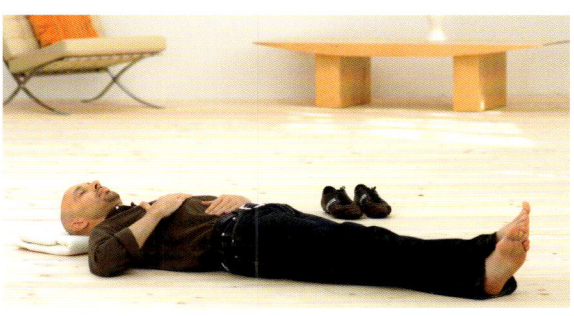

6. Regenerations-Quickie, S. 71

Bei Kopfschmerzen

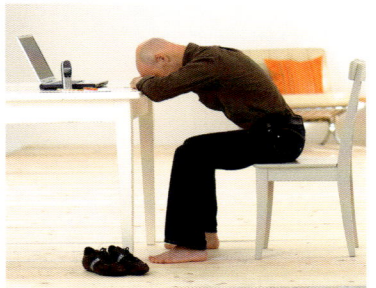

1. Gedankenpause, S. 73

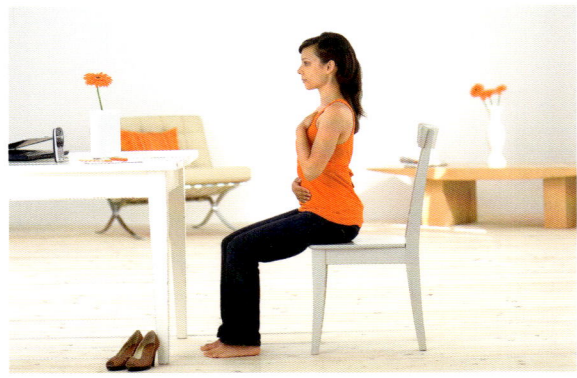

2. Zentrierung, S. 23

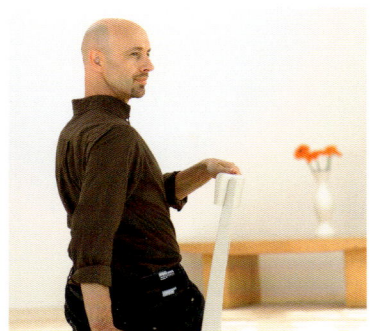

3. Drehung der Weisheit, S. 31

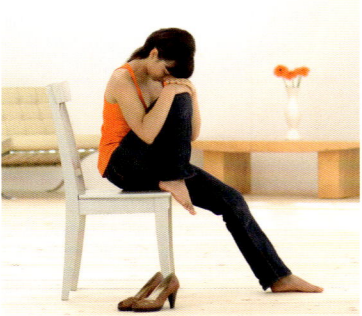

4. Knie an die Brust, S. 61

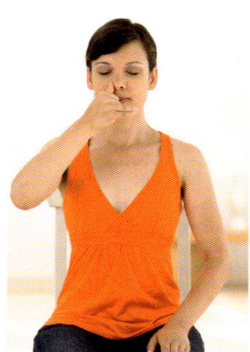
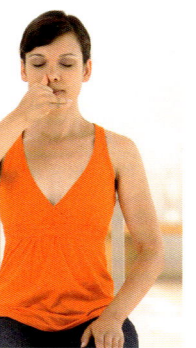

5. Wechselatmung, S. 68

6. Kerzenlicht, S. 63

Für neue Power

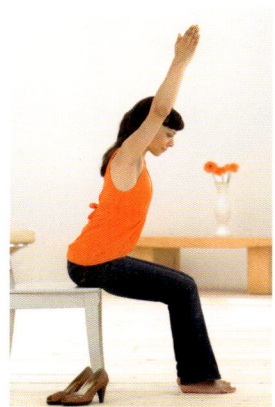

1. Machtvolle Haltung, S. 49

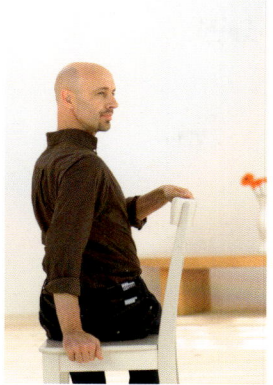

2. Drehung der Weisheit, S. 31

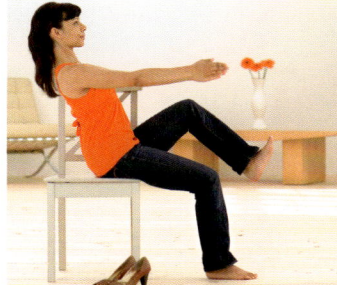

3. Ruderboot, S. 29

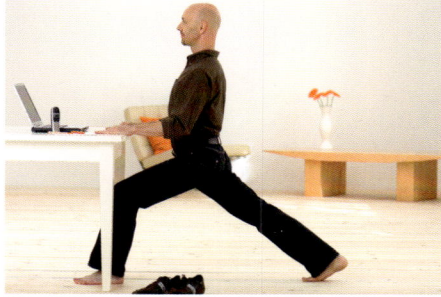

4. Siegreicher Held, S. 53

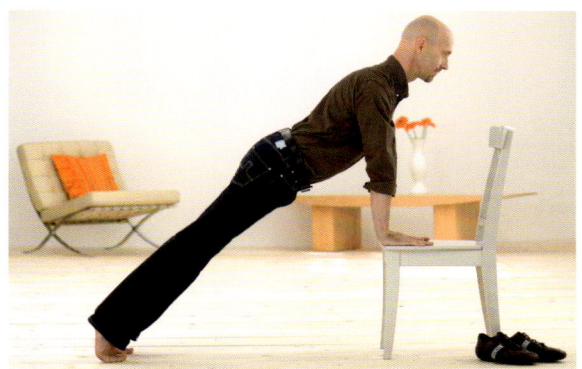

5. Stabiles Eichenbrett, S. 43

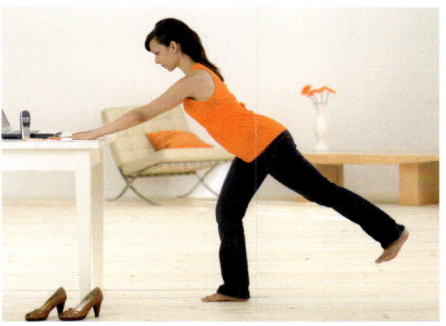

6. Standwaage, S. 55

Gut für den Rücken

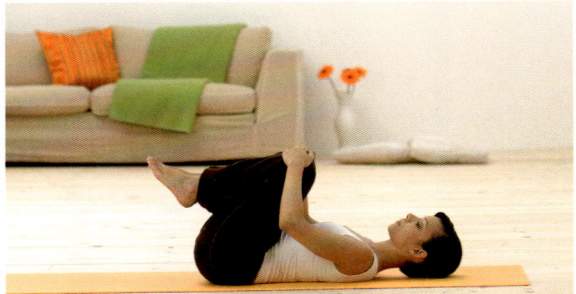

1. Knie an die Brust, S. 60

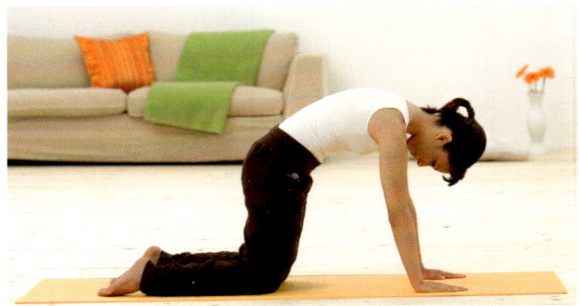

2. Sträubender Kater, S. 34

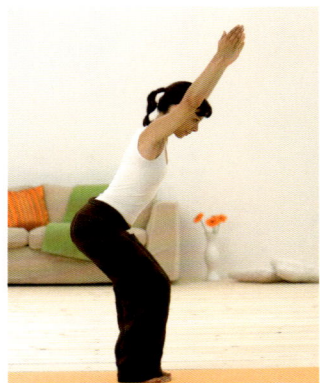

3. Machtvolle Haltung, S. 48

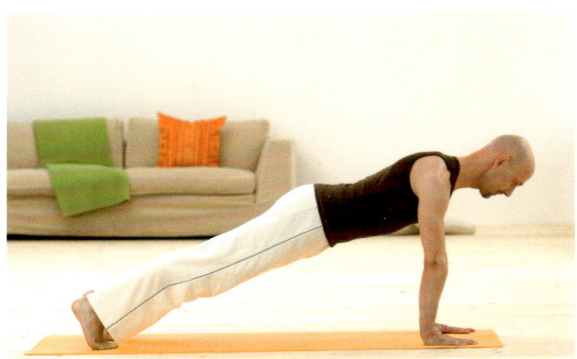

4. Stabiles Eichenbrett, S. 42

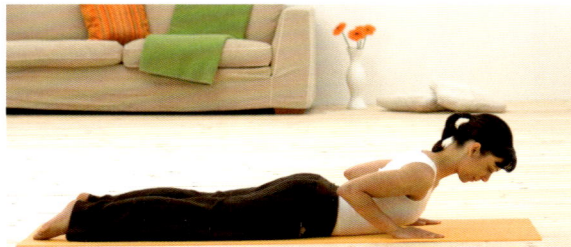

5. Schlangenkönigin, S. 38

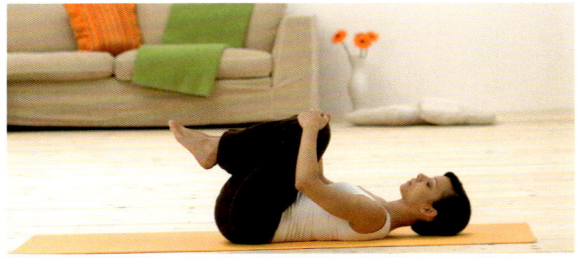

6. Knie an die Brust, S. 60

Am Abend

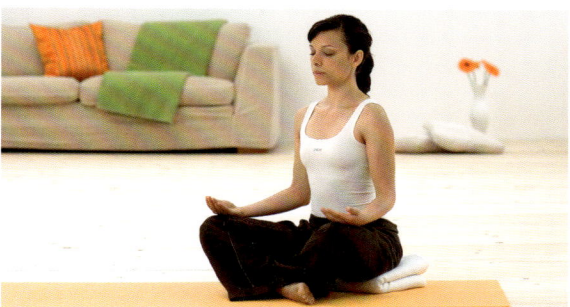

1. Zentrierung, S. 22

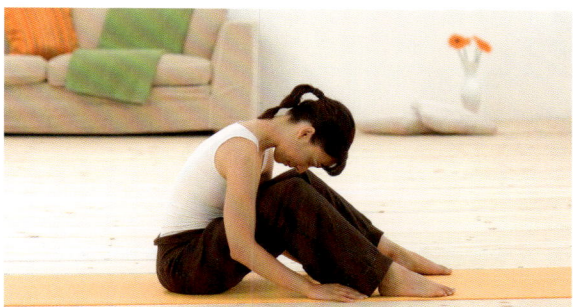

2. Weitung des Westens, S. 26

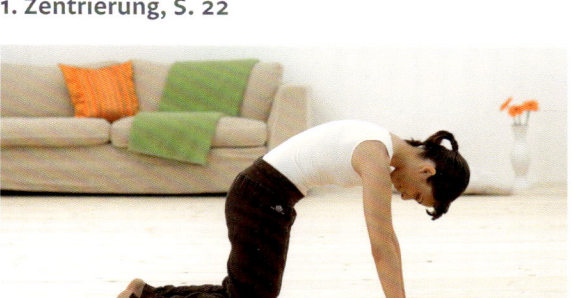

3. Sträubender Kater, S. 34

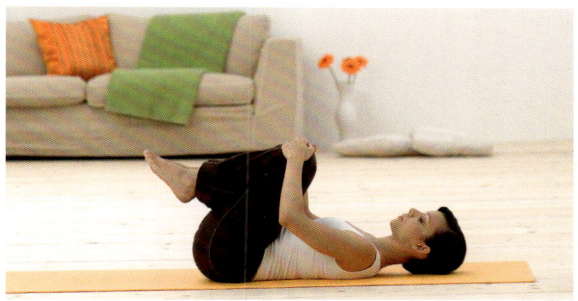

4. Knie an die Brust, S. 60

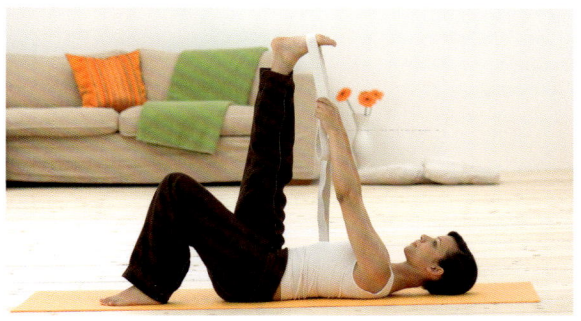

5. Beinstrecker, S. 56

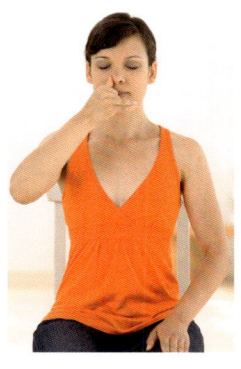

6. Wechselatmung, S. 68

Yoga-Quickies
einmal anders

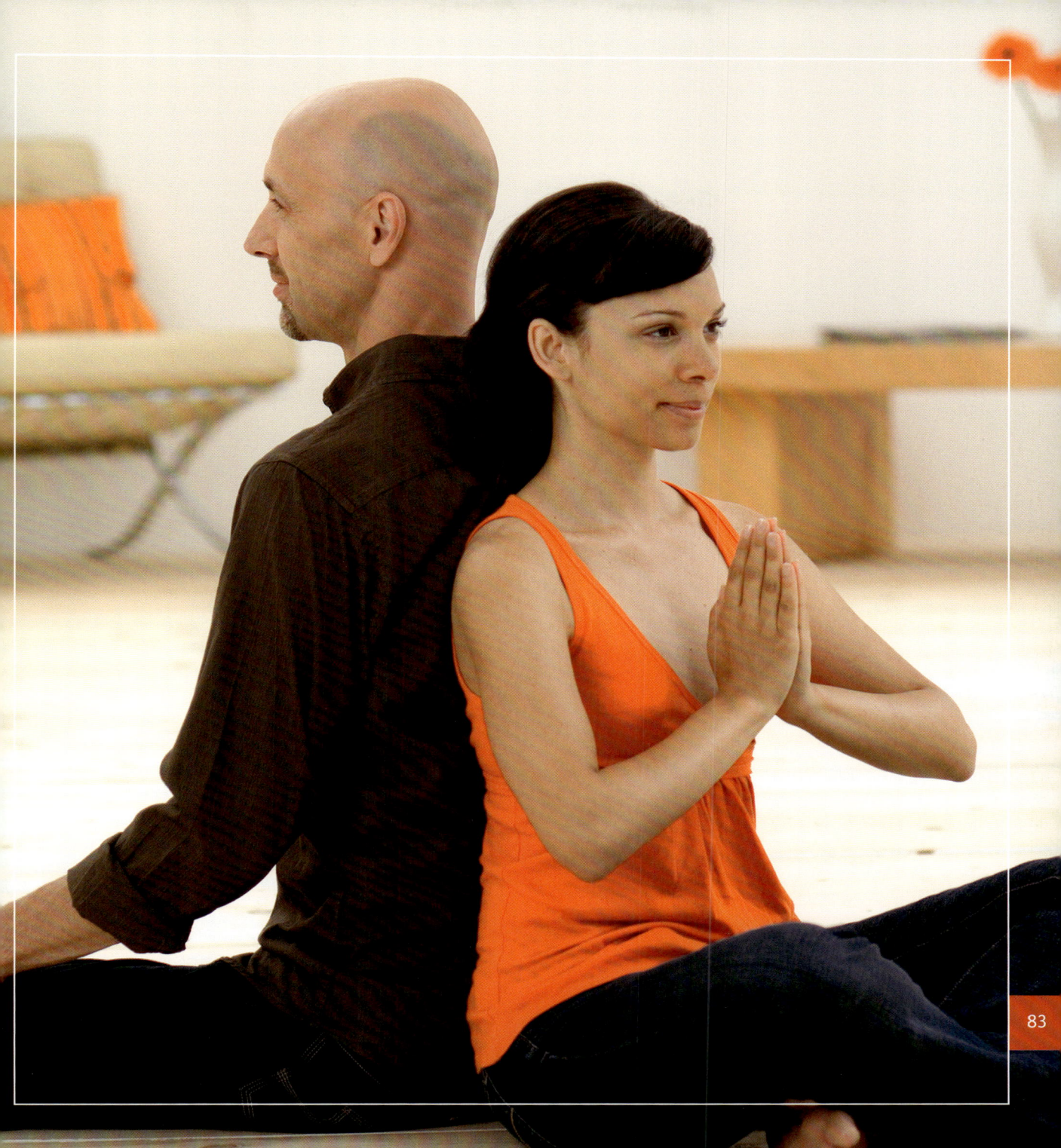

Yoga abseits der Übungsmatte

Erinnern Sie sich an den achtstufigen Yogaweg nach Patanjali von S. 14 f.? In seinem Sutra stellt Patanjali dar, dass Yoga aus acht Gliedern besteht. Holt man sich diese Begriffe in Erinnerung, wird deutlich, dass Yoga nicht nur eine körperliche Disziplin ist, sondern auch eine Disziplin des achtsamen Denkens und des bewussten Handelns. Und gerade diese beiden Dinge sind es, die uns wirkliches Glück und langfristige Zufriedenheit bringen können.

Was Sie bereits kennengelernt haben, sind Asanas (Körperübungen), Pranayama (Atemübungen) und eine Form von Pratyahara (Entspannungsübungen). Im Rahmen dieses Buches möchten wir uns nun noch mit Yama und Niyama beschäftigen.

Was Yoga ist

Yoga ist auch eine innere Haltung und Disziplin, eine Einstellung dem Denken und Tun im Leben gegenüber. Es durchdringt alle Ebenen des menschlichen Daseins. Diese Ebenen sind körperlicher, intellektueller und seelischer Natur. Alle Ebenen sind miteinander verflochten, sie bedingen sich und durchdringen einander ständig.

YAMA UND NIYAMA

Diese beiden Begriffe aus dem Yoga-Sutra sind eine Art Training des Verhaltens. Wenn man sie näher betrachtet, sind sie sehr einleuchtend und im Grunde genommen kinderleicht nachzuvollziehen. Dennoch sind wir ständigen »negativen« Versuchungen ausgesetzt und so unterliegen diese beiden Aspekte des Yogas einem permanenten Bemühen unsererseits, um ihnen zu widerstehen bzw. diese ethischen Regeln zu beachten. Man könnte behaupten, dass sie ein Teil des geistigen Yogaweges sind. Obwohl ca. 2000 Jahre alt, haben sie nichts an Aktualität verloren. Im Rahmen des Buches werden Sie in diesem Kapitel als »Yoga abseits der Übungsmatte« vorgestellt.

Vorschläge, die Yama beinhaltet

> Ahimsa – Gewaltlosigkeit, wohlgesonnen sein
> Satya – Wahrhaftigkeit, nicht lügen
> Asteya – Aufrichtigkeit, nicht stehlen (weder materielles noch geistiges Eigentum)
> Brahmacharya – Enthaltsamkeit, Gelüste zügeln und unter Kontrolle bringen
> Aparigraha – Bezähmung der Habsucht; nur das besitzen, was man wirklich braucht

Vorschläge, die Niyama beinhaltet

> Saucha – innere und äußere Reinheit

> Santosha – Zufriedenheit

> Tapas – Genügsamkeit, Enthaltsamkeit

> Svadhyaya – Selbststudium

> Ishvara Pranidhana – Hingabe an den Glauben

Zu all diesen Vorschlägen oder Richtlinien, die uns das Yoga-Sutra lehrt, könnte man hunderte von Yoga-Quickies, also lebensnahen Beispielen, praktischen Übungen und alltäglichen Ritualen aufzeigen. Wenn daher über einen Menschen erzählt wird, »er lebt Yoga«, dann soll das heißen, dass er sich mitunter an diesen Richtlinien für ein zufriedenes Leben und Miteinander orientiert und natürlich regelmäßig Asana, Pranayama und Pratyahara praktiziert.

Wir möchten auch Ihnen einige Ideen, die sich mit Yama und Niyama beschäftigen, an die Hand geben. Sicher können das nicht alle möglichen Vorschläge sein, aber die vorgestellten sollen Ideen für Sie sein, aus denen sich eventuell von ganz allein weitere tolle Dinge entwickeln.

Diese »Yoga-Quickies abseits der Übungsmatte« sind Übungen bzw. Rituale, die ebenso wie die Körper- und Atemübungen ohne Probleme in den Alltag einfließen können. Meist stellen sie keinen Mehraufwand dar bzw. beanspruchen keine zusätz-

liche Zeit. Wenn Sie sich mit diesen Quickies beschäftigen, werden Sie bestimmt auch erkennen, dass viele Dinge, die Sie bereits automatisch tun, im Sinne von Patanjali schon Yoga sind. Dazu gehört ganz einfach das tägliche Duschen bezüglich *Saucha*, der Reinheit. Und ist es nicht so, dass man sich danach einfach gut und frisch fühlt? Genauso verhält es sich mit den vielen anderen Vorschlägen, sie bringen Zufriedenheit und Glück.

Das eigentliche Anliegen – und darin besteht die Aufgabe – ist es nun, alles bewusst und gewollt zu tun. Duschen Sie sich also mit dem Gedanken, »Reinheit zu erlangen« und nicht einfach nur, damit Sie für eine Verabredung gut riechen. Die Handlung bleibt demnach dieselbe, nur das Denken verändert sich und über das Denken, das einer Handlung vorausgeht, ändert sich auch die Geisteshaltung dem Tun gegenüber.

Yama – für mich und die anderen

ANDERES AKZEPTIEREN

Gewaltlosigkeit im Sinn des Sutra meint, dass wir anderen Menschen (und auch Tieren) keine körperlichen und seelischen Schmerzen zufügen sollen. Hierzu gehört auch, dass wir unser Gegenüber nicht mit Worten oder Gedanken verletzen sollen. In einer emotionalen Auseinandersetzung geschieht dies jedoch sehr schnell. Vor allem am Arbeitsplatz verurteilen wir unsere Kollegen voreilig, wenn sie anderer Meinung sind oder etwas nicht auf Anhieb verstehen. Innerlich beurteilen wir sie dann negativ und lehnen sie ab. Daraus kann eine tiefe Antipathie entstehen und Meinungsverschiedenheiten, bei denen man sich auf unschöne Weise verbal attackiert, häufen sich. Leider wird dadurch für alle Beteiligten der Arbeitsalltag erschwert. Man ist gereizt, reagiert verstärkt emotionaler und unkontrollierter, wird noch verletzender und somit schließt sich der Teufelskreis. Und das nur, weil man auf seiner eigenen Meinung beharrt und denkt, dass man dadurch Macht oder Achtung erlangt. Doch das stimmt nicht. Meist macht man sich dadurch zu einem unbeliebten Kollegen.

Beginnen Sie also, auf Ihre Gedanken zu achten. Erkennen Sie möglichst früh an sich selbst, wann negative Gedanken und infolgedessen negatives Handeln gegenüber Kollegen und anderen Mitmenschen auftritt und bringen Sie diese Gedanken unter Kontrolle. Denn durch das Akzeptieren und den Austausch unterschiedlicher Ansichten kann man friedvoller miteinander umgehen und effektiver arbeiten.

ÜBUNGEN FÜR DEN ALLTAG

> Bei einem, Ihnen schon bekannten Streitpunkt mit einem Kollegen, versuchen Sie heute einmal, sich vorzustellen, dieser Kollege sei Ihr bester Freund. Beobachten Sie, was passiert!

> Wenn Sie einem untergeordneten Kollegen zum wiederholten Mal einen Arbeitsschritt erklären müssen, tun Sie so, als geschehe dies erstmals. Beobachten Sie die zwischenmenschliche Stimmung, die dabei entsteht!

> Steht wieder einmal eine altbekannte Auseinandersetzung an, beobachten Sie Ihre Emotionen. Bevor Sie so reagieren wie immer, atmen Sie einmal ruhig und tief durch und denken Sie daran, dass der Kollege, das Familienmitglied oder der Bekannte mit den gleichen Ängsten und Sorgen im Leben zu kämpfen hat wie Sie.

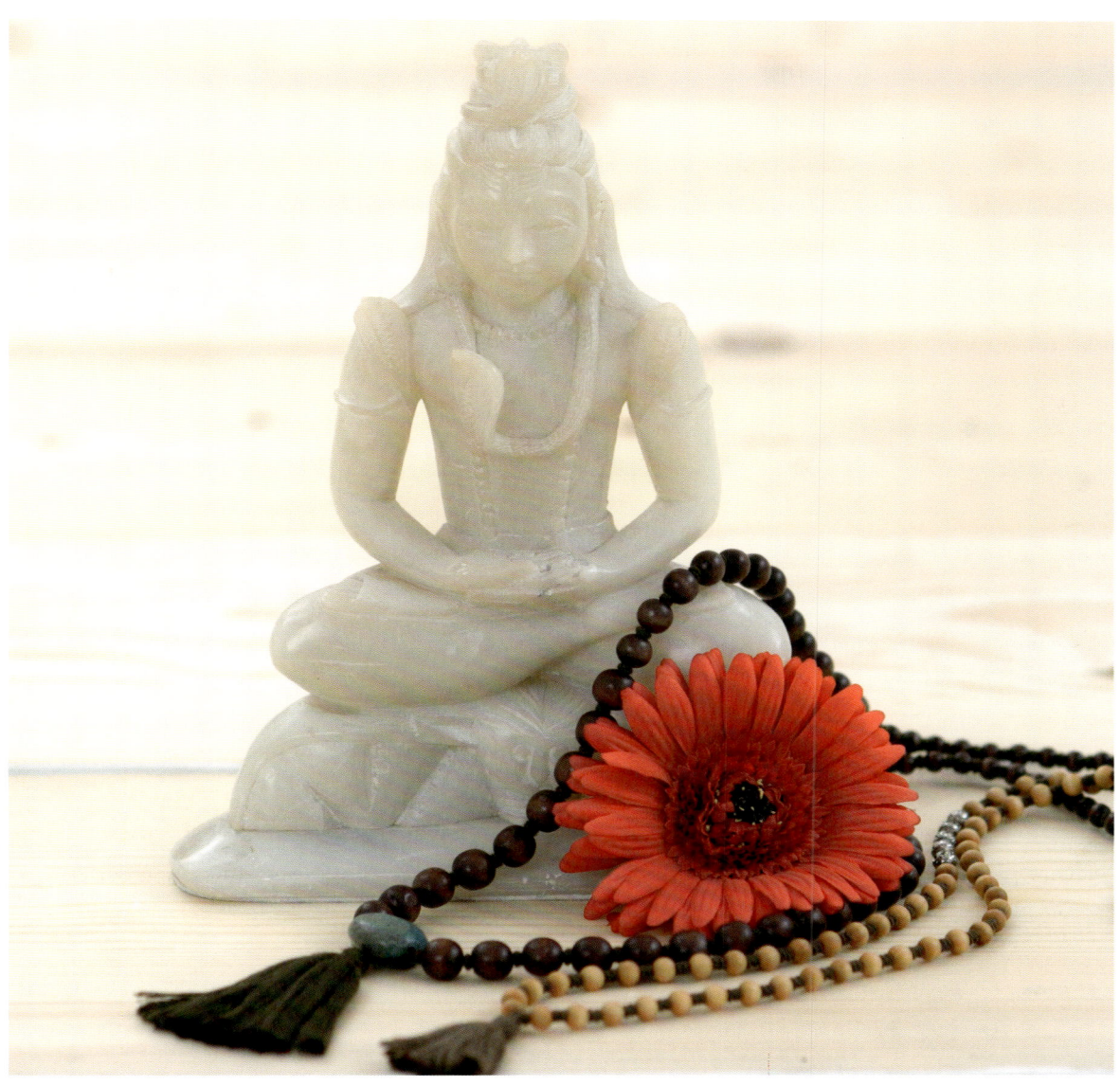

Yoga – nicht nur für einen selbst. Auch das Umfeld profitiert von einer angenehmen Atmosphäre.

SCHÄTZE, WAS DU HAST

Ein sehr wichtiges Ziel im Yogaweg nach Patanjali ist das Loslösen insbesondere vom materiellen Besitzstreben. Manche denken sofort, dass dies bedeute, man müsse als Einsiedler in der Zurückgezogenheit leben. Für uns ist dies kaum durchführbar. Schließlich können wir nicht unsere ganze Existenz aufgeben. Im kleinen Rahmen wird es jedoch möglich, wenn wir z. B. für einige Wochen ein dafür ausgerichtetes Kloster oder einen Ashram besuchen. Das Angebot hierfür ist groß, da die Nachfrage stetig wächst. Man lebt hier nur mit dem Nötigsten mit anderen Menschen verschiedenster Schichten und Nationalitäten zusammen und kann tolle Erfahrungen auf physischer und psychischer Ebene sammeln.

»Schätze, was du hast« meint auch, dass man nicht ständig nach allen Seiten greifen soll und alles haben muss, was man sieht oder was in Hochglanzmagazinen angepriesen wird. Das ist sehr schwer, da uns die Werbung den ganzen Tag unbewusst suggeriert, was wir brauchen, um glücklich zu sein, um besser zu leben oder um anerkannt zu werden. Diese Suggestion ist oberflächlich und fördert das Besitzstreben. Und eigentlich weiß man, dass Besitz nicht glücklich macht. Im Gegenteil, je mehr man hat, desto mehr muss man darauf aufpassen, desto mehr kann kaputtgehen, desto mehr ist man vereinnahmt von seinem Besitz und letztendlich: Je mehr man hortet, desto mehr nimmt man anderen weg, die es benötigen würden. Je mehr man hat, desto schwerer fällt das Loslassen. Besitz belastet und macht uns letztendlich unzufrieden. Wirkliches Glück durch materiellen Reichtum gibt es nur im Märchen. Sie können das ändern!

ÜBUNGEN FÜR DEN ALLTAG

> Das nächste freie Wochenende nutzen Sie dazu, um mit einer guten Freundin oder einem guten Freund Ihren Kleiderschrank auszumisten. Befreien Sie sich von allen Stücken, die Sie seit zwei Jahren (besser einem Jahr) nicht mehr getragen haben. Bringen Sie die aussortierten Sachen zu einer wohltätigen Organisation. Wie fühlen Sie sich danach?

> Stellen Sie sich bei nächster Gelegenheit bewusst vor ein Werbeplakat oder sehen Sie sich ganz aufmerksam eine Werbepause im Fernsehen an und beobachten Sie Ihre Emotionen. Wer seine Emotionen erkennt, kann sie kontrollieren. Merken Sie, wie interessant das ist?

> Das nächste Mal, wenn Sie merken, etwas haben zu wollen, überlegen Sie genau, ob Sie dadurch glücklicher werden oder ob es Ihr Leben langfristig positiv beeinflussen wird. Kaufen Sie nichts einfach aus einer Laune heraus, denn dies sind meistens die klassischen Fehlkäufe.

EHRLICH WÄHRT AM LÄNGSTEN

Wahrhaftigkeit und Aufrichtigkeit bzw. Nicht-Lügen und Nicht-Stehlen sind im Yoga durch *Satya* und *Asteya* beschrieben.

Ehrlichkeit uns selbst und anderen gegenüber ist eine wichtige Voraussetzung für innere Zufriedenheit. Wenn man sich selbst belügt, verzerrt man die Realität, man täuscht sein eigenes Ego. Dies vernebelt die klare Sicht und man verstrickt sich selbst in Illusion. Belügt man andere, hat dies immer einen fahlen Beigeschmack und man fühlt sich unwohl. Beides kann zu schwerwiegenden Störungen der eigenen Persönlichkeit führen oder andere Menschen tief greifend verletzen und sogar in ihrer Existenz bedrohen.

Der Aspekt des Nicht-Stehlens beinhaltet, dass wir uns nicht des Eigentums anderer bedienen sollen. Gemeint sind materielle wie auch geistige Dinge, die anderen Menschen gehören bzw. die andere Menschen geschaffen haben. Alles, Dinge und Gedanken, die wir unrechtmäßig an uns nehmen, tragen einen negativen Charakter in sich. Eigens erworbene Güter und selbst, aus eigener Kreativität erschaffene Gedanken und Worte, sind dagegen rein und energetisch wertvoll. Sie belasten uns nicht, stärken unser Selbstbewusstsein und unsere Anerkennung und lassen uns innerlich auf ehrliche Art und Weise wachsen, auch spirituell.

ÜBUNGEN FÜR DEN ALLTAG

> Bedienen Sie sich nicht der Ideen anderer. Das nächste Mal, wenn Sie in Versuchung geraten, fremdes geistiges Eigentum zu verwenden, vertrauen Sie auf Ihr eigenes Können und Ihre eigene Kreativität. Das schaffen Sie auch!

> Wenn Sie das nächste Mal im privaten oder beruflichen Bereich einen Fehler machen, seien Sie ehrlich und stehen Sie dazu. Sprechen Sie aufrichtig darüber und beobachten Sie, wie es Ihnen im Anschluss daran geht. Schieben Sie selbst begangene Fehler nicht auf jemand anderen und übernehmen Sie in allen Bereichen Verantwortung für Ihr eigenes Handeln!

> Zum Aspekt Asteya gehört beispielsweise auch, dass man in einer Situation, in der mir jemand etwas anvertraut, diesen Menschen nicht hintergehen soll. Die Informationen, die man erhalten hat, sollen eben »vertraulich« - in allen Belangen - behandelt werden.

Was die alten Yogaschriften sagen

Wenn ein Mensch nichts begehrt, was anderen gehört, so werden andere Menschen alles mit ihm teilen wollen, wie kostbar es auch sein mag.

(Yoga Sutra II, 37)

Niyama – für mich selbst

ESSEN IST NICHT EINFACH ESSEN

Wer Yoga praktiziert, kommt irgendwann automatisch ins Gespräch mit Gleichgesinnten. Man unterhält sich über die verschiedenen Yogastile oder -schulen in der Region und häufig auch über Ernährung und sonstige Lebensgewohnheiten. Gerade die persönlichen Essgewohnheiten sind ein beliebtes Thema, was wir immer wieder feststellen können. Manche Yogatraditionen lehnen dies, die anderen das ab, hier gibt es eine strikte Regel, dort »nur« einen Ratschlag. Da uns Yoga helfen soll, unser *eigenes* Individuum zu erkennen und unsere *eigene* Persönlichkeit zu stärken, und wir uns auch ein Stück weit von äußerer Manipulation befreien sollen, sind wir folgender Ansicht – und vielleicht ist das eine Hilfestellung auch für Sie:

Was dem einen schadet, kann für den anderen eine Notwendigkeit sein. Befolgen Sie nicht blind irgendwelche Vorschriften, sondern überprüfen Sie kritisch, was Ihrem eigenen Körper guttut oder was ihm schadet. Wir sind der Meinung, dass es beim Essen um die Einstellung zur Nahrungsaufnahme geht. Hat die Nahrung nur einen materiellen Wert und bedeutet teuer auch immer gleich gut? Beruhigt man mit der Aufnahme von biologischen Nahrungsmitteln nur sein Gewissen oder tut man es aus Überzeugung? Verzichtet man auf Fleisch, nur weil es in einem Buch steht? Ist Essen für Sie einfach nur da, um schnell und günstig satt zu werden, oder ist Essen eine bewusste Nährstoffaufnahme als Grundlage für Ihr eigenes Leben? Wie fühlen Sie sich nach einem Braten und wie nach einem Gemüseeintopf? Beantworten Sie sich all diese Fragen selbst.

ÜBUNGEN FÜR DEN ALLTAG

> Prüfen Sie stets, ob Sie nur aus reiner Lust essen oder ob der Körper bereit für eine Nahrungsaufnahme ist.

> Nehmen Sie sich Zeit zum Essen und setzen Sie sich möglichst dabei hin.

> Essen Sie langsam und mit Genuss, damit Sie spüren, wenn sich das natürliche Sättigungsgefühl einstellt. Kauen Sie bewusst und versuchen Sie, aufmerksam zu schmecken, was Sie essen.

Was die alten Yogaschriften sagen

Durch Mäßigung wird ein Mensch die gesamte Kraft, die in ihm ruht, erfahren.
(Yoga Sutra II, 38)

WASSER IST REINHEIT

Die gleichen Gedanken, die für feste Nahrungsmittel gelten können, haben auch für flüssige Bestand. Gewürztees beispielsweise gelten in Indien als Heilmittel. Sie schmecken nicht nur gut, sondern haben auch vielfältige positive Wirkungen auf den menschlichen Organismus. Wasser gilt als besonders rein und hilft dem Körper, sich von Giftstoffen zu befreien. Reinheit – auch die innere – ist, wie Sie bereits wissen, ein wichtiger Bestandteil im Yoga. Der Körper besteht zum Großteil aus Wasser und ohne Wasser könnte man keine Nahrung verdauen. Wasser ist Lebenselixier. Das wissen die meisten Erwachsenen und trotzdem trinken kleine Kinder intuitiv oftmals mehr als die eigenen Eltern. Beobachten Sie Ihr eigenes Trinkverhalten. Fällt es Ihnen leichter, Ihre Tagesration von 2,5 bis 3 Litern zu trinken, wenn Sie kleine Portionen vor sich haben oder wenn Sie auf dem Schreibtisch zwei 1,5-Liter-Flaschen Wasser stehen haben? Trinken Sie psychologisch! Kochen Sie sich in der Früh eine Thermoskanne voll mit Tee und trinken Sie diese bis zum Mittagessen aus. Hilfreich ist auch, nicht nur Wasser oder nur Tee zu trinken. Wechseln Sie über den Tag verteilt zwischen Tee und Wasser. Auch Apfelschorle ist gut für den Körper und ein geeigneter Durstlöscher an heißen Tagen – dieser Meinung sind übrigens auch viele Schulmediziner.

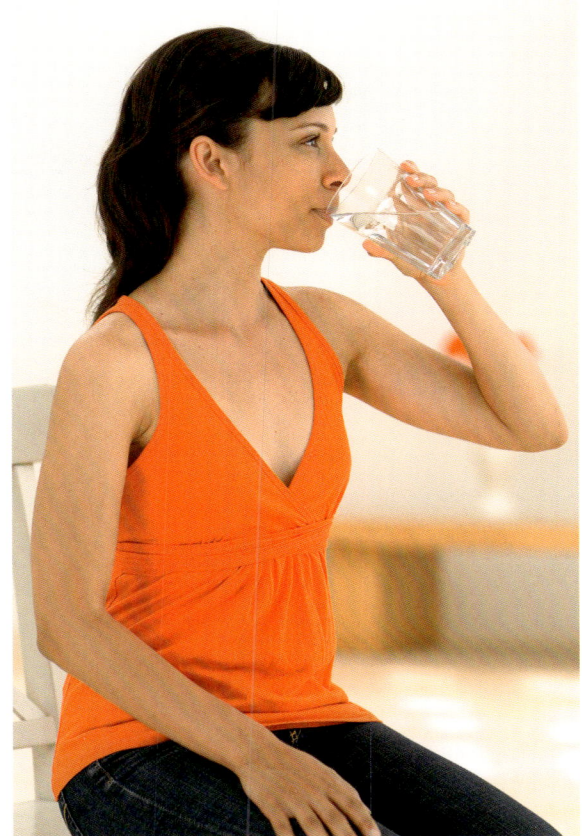

Eine über den Tag verteilte, gleichmäßige Flüssigkeitsaufnahme ist gut für Ihre Gesundheit.

ÜBUNGEN FÜR DEN ALLTAG

> Bevor Sie am Morgen etwas essen oder trinken, also auf nüchternen Magen, trinken Sie ein Glas reines, 20 Minuten lang abgekochtes Wasser. Dies ist bestimmt gewöhnungsbedürftig, aber Sie werden nach einigen Tagen spüren, dass sich eine besondere körperliche Reinheit und innere Frische einstellt.

ALLGEMEINE KÖRPERPFLEGE

Neben dem täglichen Duschen kann man auch dem Zähneputzen eine besondere Bedeutung zukommen lassen. Sehen Sie diese alltäglichen Dinge nicht als lästige Pflicht, sondern als ein Ritual der »spirituellen Reinigung«, so wie es in etlichen Glaubensrichtungen der Fall ist. Und schon ist es Yoga. Ein Quickie, der keine Mehrzeit, sondern nur ein neues Denken erfordert.

Über die typische äußere Körperpflege hinaus, legen uns die Yogaschriften auch nahe, den Körper innen zu reinigen. Die sogenannten *Kriyas* (Reinigungstechniken) sind ein Teil von *Saucha*. Hierzu gibt es viele Möglichkeiten, die jedoch nicht immer zu unserem westlich geprägten Lebensstil passen. Zwei einfache Kriyas, die Ihnen zu innerer Reinheit

verhelfen und die Sie problemlos und täglich anwenden können, sollen erwähnt werden.

Pflege der Zunge

Albert Einstein streckte sie uns schon heraus und die Rolling Stones machten sie zu Ihrem Logo – die Zunge. Für den Menschen hat sie eine existenzielle Bedeutung, doch nur selten schenkt man ihr die Aufmerksamkeit, die sie verdient. Die Zunge ist Bakterienträger Nummer eins und längst als Quelle für Mundgeruch enttarnt. Die östliche Medizin weiß bereits seit über 1000 Jahren: Die Oberfläche der Zunge steht im Zusammenhang mit der Gesamtgesundheit des Menschen. Deshalb sollte sie täglich mindestens einmal, bestens am Morgen, gereinigt werden, damit schädliche, krank machende Bakterien beseitigt werden.

ÜBUNGEN FÜR DEN ALLTAG

> Verwenden Sie einen Zungenschaber aus Metall. Alternativ einen Schaber aus Kunststoff oder einen Löffel verwenden.

> Setzen Sie den gekrümmten Teil so weit wie möglich hinten an der Zungenwurzel an und ziehen sie ihn 3- bis 4-mal sanft über die Zunge nach vorn, sodass die Schlackenstoffe und Ablagerungen am Schaber verbleiben.

> Anschließend mit heißem Wasser reinigen.

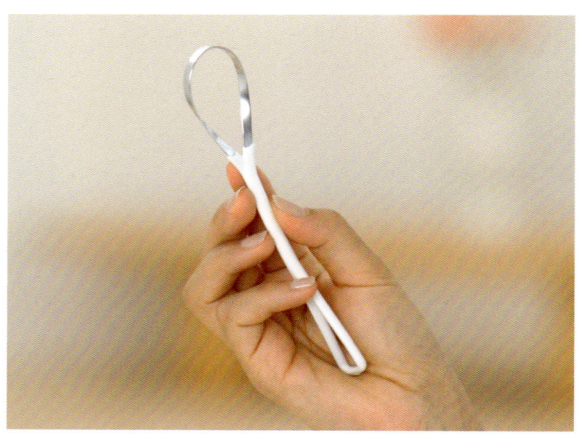

Profi-Schaber aus Edelstahl sind am wirkungsvollsten.

Nasenreinigung

Die Nase und der Nasenraum sind sehr komplizierte Gebilde mit überaus wichtigen Sinnen und Funktionen. Das sensible Nasenorgan hängt sehr stark mit unseren Gefühlen zusammen und reagiert auf Stress oder Ärger gerne mit Verstopfung oder sonstigen Störungen. Mit Recht sagt man: »Ich habe die Nase voll«, wenn man sich am Arbeitsplatz oder auf der Gefühlsebene verausgabt hat. Eine reine Nase ist wichtig für ihr einwandfreies Funktionieren, nicht zuletzt auch deshalb, da in der spirituellen yogischen Anatomie zwei wichtige Energiekanäle mit der Nase verbunden sind. Ist die Nase verstopft, krank oder mit zu viel Ablagerungen verschleimt und verdreckt, können *Ida* und *Pingala*, die beiden Energiebahnen, nicht ins Gleichgewicht kommen. Probieren Sie täglich, am besten morgens nach dem Aufstehen oder aber zwischendurch, die folgend beschriebene Reinigungsübung mit dem Namen *Jala Neti*.

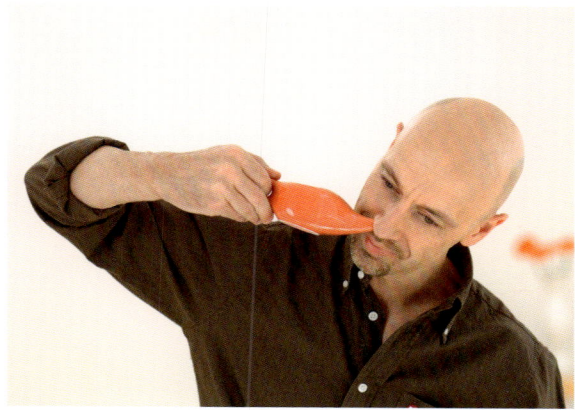

Die Nasenreinigung mit Salzwasser ist gewöhnungsbedürftig, bringt aber großen Nutzen für die Gesundheit.

ÜBUNGEN FÜR DEN ALLTAG

> Verwenden Sie ein Nasenspülkännchen aus Kunststoff oder Keramik (in Apotheken, Reformhäusern oder Esoterikläden erhältlich), füllen Sie es mit abgekochtem Wasser und rühren Sie ein wenig Meersalz gut ein.

> Stellen Sie sich sicher hin und beugen Sie sich über ein Spülbecken. Augen schließen und kurz entspannen.

> Neigen Sie den Kopf auf die rechte Seite, atmen Sie durch den Mund.

> Führen Sie die Tülle des Kännchens vorsichtig in das linke Nasenloch. Sie muss fest an den Nasenwänden anliegen. Das Wasser (Körpertemperatur!) darf nicht daneben oder über das Gesicht fließen.

> Das Wasser wird aus dem anderen Nasenloch herauslaufen. Eventuell die Kopfposition so verändern, dass das Wasser besser fließt.

> Wenn Sie etwa die Hälfte des Wassers verbraucht haben, das Nasenloch wechseln. Anschließend durch behutsames Schnäuzen die Nase trocknen.

Register

Literatur

Desikachar, T. K. V.: Über Freiheit und Meditation –
  Das Yoga-Sûtra des Patanjali. Vianova 2006
Pflug, Gerhard: Das Yoga Lehrbuch. Schirner 2004
Raphael: Bhagavadgita – Gesang des Glückseligen.
  Joachim Kamphausen Verlag 2001
Zylla, Amiena/Mießner, Wolfgang: Yoga Basics.
  BLV 2005

Die Autoren

Wolfgang Mießner

Er unterrichtet seit mehr als 18 Jahren gesundheits-
orientierte Bewegungsprogramme. Seit vielen Jahren
setzt er sich aktiv mit der Yogapraxis und -philoso-
phie sowie mit der Pilates-Trainingsmethode aus-
einander. Seine bisherigen Ausbildungen absolvierte
er in Deutschland, in den USA und in Indien. In seinem Yoga- und Pilates-Studio in München, das er
zusammen mit Amiena Zylla führt, bietet er Kurse für
Jugendliche, Erwachsene und Ältere aller Leistungs-
stufen an und bildet am eigenen Akademiebereich
seiner Schule Yogalehrer aus.

Amiena Zylla

Sie hat Yoga bereits im Leib ihrer indisch-afrikani-
schen Mutter erlebt. Nach ihrer Geburt begleitete sie
ihre Eltern auf deren Yogareisen um die Welt und war
dadurch ständig mit Yoga in Berührung. So fing sie
schon in jungen Jahren an, ihre ersten Asanas zu praktizieren. Viele Jahre später folgten Tanzpädagogen-
Ausbildungen in Deutschland und Südafrika. Ihre Yoga-
und Pilates-Ausbildungen absolvierte sie in Deutschland, Indien und in den USA. In ihrem Yoga- und Pilates-Studio in München unterrichtet sie Kinder und
Erwachsene, bietet spezielle Yogakurse und Work-
shops für Frauen und Pilates-Weiterbildungen an.

Kontakt zu den Autoren
www.werkstatt-7.de

Hinweis

Das vorliegende Buch wurde sorgfältig erarbeitet.
Dennoch erfolgen alle Angaben ohne Gewähr. Weder
Autoren noch Verlag können für eventuelle Nachteile
oder Schäden, die aus den im Buch vorgestellten
Informationen resultieren, eine Haftung übernehmen.

Bibliographische Information der Deutschen Bibliothek

Die Deutsche Bibliothek verzeichnet diese
Publikation in der Deutschen Nationalbibliographie;
detaillierte bibliographische Daten sind im Internet
über http://dnb.ddb.de abrufbar.

BLV Buchverlag GmbH & Co. KG
80797 München

© 2008 BLV Buchverlag GmbH & Co. KG, München

Bildnachweis:
Alle Fotos Susanne Kracke

Umschlaggestaltung: Sabine Fuchs, fuchs_design, München
Umschlagfotos: Susanne Kracke

Lektorat: Maritta Kremmler, Dr. Christiane Lentz
Herstellung: Ruth Bost
Layoutkonzept Innenteil: Sabine Fuchs, fuchs_design,
München
Satz: Uhl + Massopust, Aalen

Gedruckt auf chlorfrei gebleichtem Papier

Printed in Germany
ISBN 978-3-8354-0309-3

Eine kleine Auswahl aus unserem großen Programm

Jerry Goldberg
Autogenes Training
Entspannt und ausgeglichen, selbstbewusst und stark, klar und konzentriert, glücklich und zufrieden: der Grundkurs für Ruhe und innere Kraft in nur 4 Wochen. Mit geführten Übungen auf CD.
ISBN 978-3-8354-0046-7

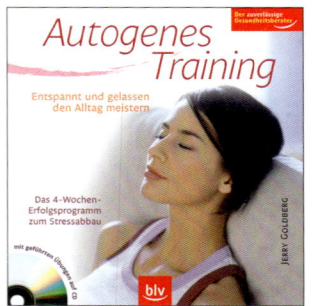

Petra Mommert-Jauch
Gesunde Beine – gesunde Füße
Gut zu Fuß ein Leben lang: das innovative Rundumprogramm zur Selbstbehandlung; gezielte Übungen und richtige Pflege, die Schmerzen lindern und häufigen Erkrankungen – von Hallux Valgus bis Cellulite – wirksam vorbeugen.
ISBN 978-3-8354-0248-5

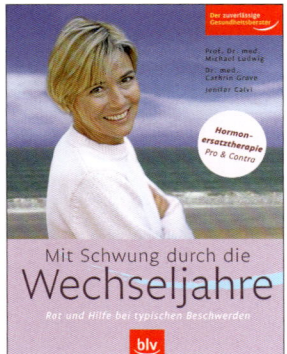

Prof. Dr. Michael Ludwig/
Dr. Cathrin Grave/Jenifer Calvi
Mit Schwung durch die Wechseljahre
Das Know-how für Frauen vor und in den Wechseljahren; Rat und Hilfe bei typischen Beschwerden; Ernährung, Sport, Schönheitspflege; mit dem neuesten Erkenntnisstand zur Hormonersatztherapie.
ISBN 978-3-8354-0252-2

Valeria Füchtner/Helga Petres
Kinesiologie
Die ideale Kombination aus Grundlagen der Traditionellen Chinesischen Medizin mit Ergebnissen neuester Stress- und Gehirnforschung: einfache Übungen zur sanften Selbstbehandlung.
ISBN 978-3-8354-0250-8

Anja Schwarz/Aljoscha Schwarz
Muskelentspannung nach Jacobson
Einfach, wirksam, schnell erlernbar – eine der bewährtesten Methoden zur Stressbewältigung: Tiefenentspannung für Körper und Seele durch das gezielte Anspannen und Entspannen einzelner Muskeln. Mit geführten Übungen auf CD.
ISBN 978-3-8354-0136-5

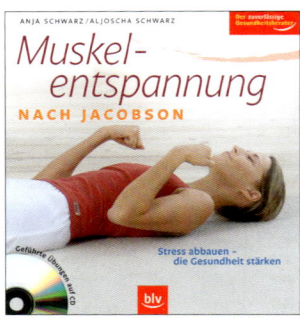

Uschi Moriabadi
Yoga & Pilates
Der Megatrend in den Fitness-Studios – die Kombination von Yoga und Pilates: das optimale Training zum Kräftigen, Dehnen und Entspannen mit Kurzprogrammen für spezielle Ziele (z.B. zum Aufwachen, für den Rücken oder zum Stressabbau).
ISBN 978-3-8354-0007-8

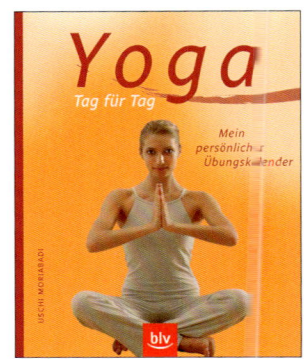

Uschi Moriabadi
Yoga Tag für Tag
Der immerwährende Kalender – idealer Begleiter, um Yoga Tag für Tag zu üben: Kalendarium mit einer neuen Übung pro Woche, die mit bis zu 4 Fotos vorgestellt wird; für Einsteiger und Fortgeschrittene.
ISBN 978-3-8354-0133-4

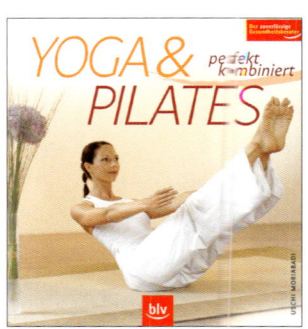